穴位刮痧

全真圖解

李志剛 主編

本書原出版者為福建科學技術出版社。繁體字版經授權由香港天地圖書有限公司在香港和澳門地區獨家出版發行。

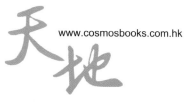

www.cosmosbooks.com.hk

書　　名　穴位刮痧全真圖解

主　　編　李志剛

責任編輯　王穎嫻

封面設計　郭志民

出　　版　天地圖書有限公司

　　　　　香港皇后大道東109-115號

　　　　　智群商業中心15字樓（總寫字樓）

　　　　　電話：2528 3671 傳真：2865 2609

　　　　　香港灣仔莊士敦道30號地庫／1樓（門市部）

　　　　　電話：2865 0708 傳真：2861 1541

印　　刷　美雅印刷製本有限公司

　　　　　香港九龍官塘榮業街6號海濱工業大廈4字樓A室

　　　　　電話：2342 0109　傳真：2790 3614

發　　行　香港聯合書刊物流有限公司

　　　　　香港新界大埔汀麗路36號中華商務印刷大廈3字樓

　　　　　電話：2150 2100 傳真：2407 3062

出版日期　2019年11月 初版 ・香港

體質與身體狀況因人而異，本書提及之方藥及治療方法，並不一定適合每一個人。

讀者如有疑問，宜諮詢註冊中醫師。

前言

　　刮痧是中國民間的傳統療法，千百年來，在民間流傳甚廣，為廣大民眾的健康帶來福音。近年來，醫學界對刮痧療法進行了廣泛深入的研究探索，證實了刮痧療法對人體多種急、慢性疾病有立竿見影的效果。

　　相傳在遠古時期，人類在用火取暖時發現，火在烤到身體的某些部位時會很舒服。後來人類發現當石頭被烤熱時用來刺激身體，可以治療風濕、腫毒。再後來人類又發現砭石烤熱後可以用來刺破膿腫、緩解病痛。漸漸地，當時的人類就覺得用熱的石頭可以治癒一些疾病。時間一長，自然就形成了砭石治病法，這就是刮痧治病的雛形。

　　治病要求本，尋水要溯源。中醫認為，疾病的根源在於我們吸收了太多的毒素，這些毒素進入血液，血液便受到污染。污染的血液流進五臟六腑，相應的部份都會出現不同的反應。只要我們掌握淨化血液的方法——刮痧，便可隨時隨地將身體裏的血毒清除出去，保證身體健康。

　　本書分為刮痧基礎課、刮痧治病、刮痧養生三大部份。從經絡到刮痧，從養生到治病，詳細講述了刮痧療法的養生治病方法。本書內容通俗易懂、嚴謹科學，通過真人示範取穴和操作清晰地將每個穴位展現給讀者，以方便大家取穴刮痧，為您和您家人的健康保駕護航。

目錄

第 3 章

刮痧養生，未病先防

第1章

養生袪病好方法
——刮痧

　　刮痧療法是中國傳統醫學的重要組成部份，它以中醫的臟腑經絡學說為理論基礎，博採針灸、按摩、拔罐等中國傳統非藥物療法之長，治療方法極具特色而又自成體系，堪稱中國傳統醫學的瑰寶。本章從多方面詳細介紹刮痧的基礎知識，讓你一看就懂，一學就會，輕輕鬆鬆為自己和家人刮痧。

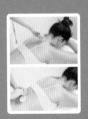

穴位刮痧，有效袪病保健康

刮痧是以中醫臟腑經絡學說為理論指導，集按摩、艾灸、拔罐等非藥物療法之所長，以刮痧板為工具，配合經絡油進行治療的一種自然療法，對人體有活血化瘀、調整陰陽、舒筋通絡、調節氣血、排除毒素等作用。它的預防保健作用和治病療疾作用主要有以下一些特點。

◎預防保健作用

刮痧療法的預防保健作用分為保健預防與疾病防變兩類。其作用部位是體表皮膚。皮膚是機體暴露於外的最表淺部份，直接接觸外界，且對外界氣候環境等變化起適應與防衛作用。健康人常做刮痧（如取腎俞穴、足三里穴等）理療可增強人體衛氣。衛氣強則護表能力強，外邪不易侵表。若外邪侵表，出現惡寒、發熱、鼻塞、流涕等表證，及時刮痧（如取肺俞穴、中府穴等）可將表邪及時袪除，以免表邪入裏，侵入五臟六腑而加重病情。

◎治病療疾作用

刮痧療法的治病療疾作用可表現在以下幾個方面：

①活血化瘀。氣血（通過經絡系統）的傳輸對人體起着濡養、溫煦等作用。刮痧作用於肌表，可以使經絡通暢、氣血通達，則瘀血化散，局部疼痛得以減輕或消失。刮痧可調節肌肉的收縮和舒張，使組織間壓力得到調節，以促進刮拭組織周圍的血液循環，增加血液流量，從而起到活血化瘀、袪瘀生新的作用。

②調整陰陽。刮痧可以改善和調整臟腑功能，使臟腑陰陽得到平衡。如腸道蠕動亢進者，在腹部和背部等處使用刮痧手法可使亢進受到抑制而恢復正常；反之，腸道蠕動功能減退者，則可促進其蠕動恢

復正常。

③舒筋通絡。刮痧可以放鬆緊張的肌肉、消除肌肉疼痛，這兩方面的作用是相通的。如果緊張的肌肉得以鬆弛，則疼痛和壓迫症狀也可以明顯減輕或消失，同時有利於病灶修復。

④調整生物信息。人體的各個臟器都有其特定的生物信息（各臟器的固有頻率及生物電等），當臟器發生病變時，有關的生物信息就會發生相應變化，而臟器生物信息的改變可影響整個系統乃至機體的功能平衡。刮痧療法可以通過刺激體表的特定部位，產生一定的生物信息，通過信息傳遞系統輸入到有關臟器，對失常的生物信息加以調整，從而對病變臟器起到調整作用。

⑤排除毒素。刮痧過程可使局部組織高度充血，血管神經受到刺激後使血管擴張，血流及淋巴液運行速度加快，吞噬作用及搬運力量加強，使體內廢物、毒素加速排出，組織細胞得到營養，從而使血液得到淨化，全身抵抗力增強，進而減輕病勢，促進康復。

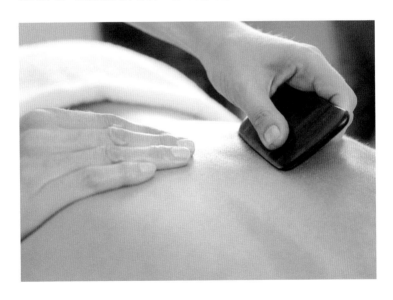

簡便取穴法，教您輕鬆找到穴位

　　使用經絡穴位是一項技術活，也可以說是一把雙刃劍，如果找對了穴位，再加上適當的手法，便可以強身健體、益壽延年；如果在一竅不通或是一知半解的情況下胡亂操作，往往會弄巧成拙。下面為大家介紹一些最簡單的尋找穴位的訣竅。

◎手指同身寸度量法

　　手指同身寸度量取穴法是指以患者本人的手指為標準度量取穴，是臨床取穴定位常用的方法之一。這裏所說的「寸」，與一般尺制度量單位的「寸」是有區別的，是用被取穴者的手指作尺子測量的。由於人有高矮胖瘦之分，不同的人用手指測量到的一寸也不等長。因此，測量穴位時要用被測量者的手指作為參照物，才能準確地找到穴位。

　　①拇指同身寸：拇指指間關節的橫向寬度為 1 寸。

　　②中指同身寸：中指中節屈曲，內側兩端紋頭之間作為 1 寸。

　　③橫指同身寸：又稱「一夫法」，指的是食指、中指、無名指、小指併攏，以中指近端指間關節橫紋為準，四指橫向寬度為 3 寸。

　　另外，食指和中指二指指腹橫寬（又稱「二橫指」）為 1.5 寸。食指、中指和無名指三指指腹橫寬（又稱「三橫指」）為 2 寸。

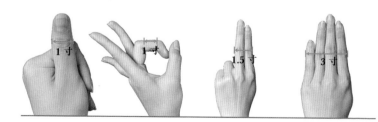

◎依據體表標誌取穴

固定標誌：常見判別穴位的標誌有眉毛、乳頭、指甲、趾甲、腳踝等。如：素髎穴位於鼻尖；羶中穴位於兩乳頭中間。

動作標誌：需要做出相應的動作姿勢才能顯現的標誌，如張口取耳屏上緣前方凹陷處即為耳門穴。

◎簡便定位法

簡便定位法是臨床中一種簡便易行的腧穴定位方法。如立正姿勢，手臂自然下垂，其中指端在下肢所觸之處為風市穴；垂肩屈肘於平肘尖處取章門穴；半握拳，當中指端所指處取勞宮穴；兩耳尖直上連線中點取百會穴。此法是一種輔助取穴方法。

◎骨度分寸法

此法始見於《靈樞·骨度》篇。它是將人體的各個部位分別規定其折算長度，作為量取腧穴的標準。如前後髮際間為 12 寸；兩乳間為 8 寸；胸骨體下緣至臍中為 8 寸；臍孔至恥骨聯合上緣為 5 寸；肩胛骨內緣至背正中線為 3 寸；腋前（後）橫紋至肘橫紋為 9 寸；肘橫紋至腕橫紋為 12 寸；股骨大粗隆（大轉子）至膝中為 19 寸；恥骨聯合上緣至股骨內上髁為 18 寸；膝中至外踝尖為 16 寸；脛骨內側髁下緣至內踝尖為 13 寸。

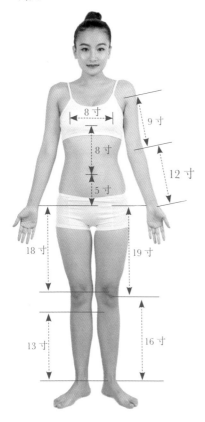

8寸
9寸
8寸
12寸
5寸
18寸
19寸
13寸
16寸

基礎刮痧手法，教您正確刮痧操作

正確的握持刮痧板的方法是，把刮痧板的長邊橫靠在手掌心，拇指和其他四個手指分別握住刮痧板的兩邊。單方向刮拭，不要來回刮。刮痧板與皮膚表面的夾角一般為 30 度～60 度，以 45 度角應用得最多，這個角度可以減輕刮痧過程中的疼痛，並增加舒適感。具體的刮痧方法有以下 8 種：

0 1 角刮法

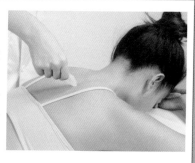

將單刮痧板的一個角，朝刮拭方向傾斜 45 度，在穴位處自上而下刮拭，為單角刮法。雙角刮法的操作方法是，以刮痧板凹槽處對準脊椎棘突，凹槽兩側的雙角放在脊椎棘突和兩側橫突之間的部位，刮痧板向下傾斜 45 度，自上而下刮拭。本法多用於脊椎部的刮拭。

0 2 面刮法

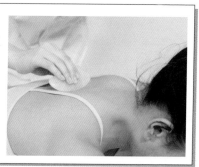

將刮痧板的一半長邊或整個長邊接觸皮膚，刮痧板向刮拭的方向傾斜 30 度～60 度，自上而下或從內到外均勻地向同一方向直線刮拭。

03 平刮法

操作方法與面刮法相似，只是刮痧板向刮拭的方向傾斜的角度小於 15 度，向下的按壓力大。適用於身體敏感的部位。

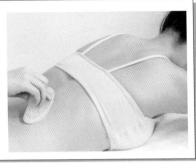

04 推刮法

操作方法與面刮法類似，不同的是，刮痧板向刮拭方向傾斜的角度小於 45 度，刮拭速度慢，按壓力大，每次刮拭的長度要短。

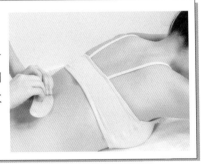

05 立刮法

讓刮痧板與穴位區呈 90度垂直，刮痧板始終不離皮膚，並施以一定的壓力，作短距離前後或左右摩擦刮拭。

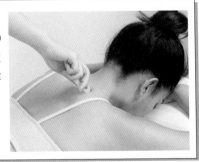

0 6 揉刮法

以刮痧板整個長邊或一半長邊接觸皮膚,刮痧板與皮膚的夾角小於 15 度,均勻、緩慢、柔和地作弧形旋轉刮拭,力度宜輕柔。

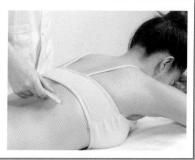

0 7 點按法

將刮痧板角部與穴位呈 90 度垂直,向下按壓,力度由輕到重,按壓片刻後立即抬起,使肌肉復原。多次重覆,手法連貫。

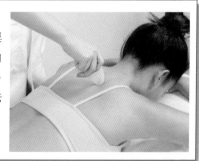

0 8 按揉法

平面按揉法:用刮痧板角部的平面以小於 20 度的角度按壓在穴位上,作柔和、緩慢的旋轉運動,刮痧板始終不離開皮膚。垂直按揉法:將刮痧板呈 90 度垂直按壓在穴位上,其餘同平面按揉法。

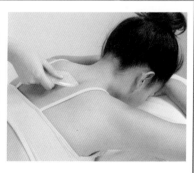

刮痧的適應證和禁忌證

刮痧對內科、外科、婦科、男科、五官科、骨科等疾病，如疼痛性疾病、臟腑神經失調等具有顯著的療效，但對於危重病例和比較複雜的疾病，首選藥物和其他手段來治療。

◎刮痧的適應證

刮痧可強身健體、預防疾病、延緩衰老。刮痧可治療疼痛性疾病，如頭痛，牙痛，各種神經痛，腰痛、腿痛、頸痛、肩痛等骨關節疾病。刮痧還可治療如感冒發熱、咳嗽氣喘、腸胃病、食慾不振、糖尿病、乳腺增生、痛經、月經不調，以及各種神經血管失調的病症。

◎刮痧的禁忌證

①有嚴重心腦血管疾病者、急性期肝腎功能不全者、全身水腫者禁止刮拭。體內有惡性腫瘤的部位，應避開腫瘤所在部位，在其周邊刮拭。下肢靜脈曲張、下肢水腫的患者，刮拭方向應由下至上，手法宜輕。大血管顯現處禁止重刮。

②有出血傾向的病症、嚴重貧血者禁止刮痧。

③女性在懷孕期間、月經期間禁止刮拭腰骶部和下腹部。

④韌帶、肌腱急性扭傷及外科手術瘢痕處，均應在 3 個月之後方可進行刮痧療法。

⑤過度飢飽、過度疲勞、醉酒者不可接受重力、大面積刮痧，否則會引起虛脫。

刮痧時應注意的 5 個細節

在刮痧時，皮膚局部汗孔開洩，出現不同形色的痧，病邪、病氣隨之外排，同時人體正氣也有小量消耗。所以，刮痧的時候要做好一些小細節，從細節處保護好身體。

◎避風和注意保暖很重要

刮痧時皮膚汗孔處於開放狀態，如遇風寒之邪，邪氣會直接進入體內。一般建議刮痧半小時後才能到室外活動。

◎刮完痧後要喝一杯熱水

刮痧過程使汗孔開放，邪氣排出，會消耗體內部份津液，刮痧後喝一杯熱水，可補充水份，還可促進新陳代謝。

◎刮痧 3 小時內不要洗澡

刮痧後毛孔都是張開的，所以要等毛孔閉合後再洗澡，避免風寒之邪侵入體內。

◎不可一味追求出痧

刮痧時刮至毛孔清晰就能起到排毒的作用。有些部位是不可以刮出痧的，室溫低也不易出痧，所以，刮拭的時候不要一味追求出痧。

◎每次只治療一種病症

刮痧的時候應一次只治療一種病，並且不可刮拭時間太長。不可連續大面積刮拭，以免損傷體內正氣。

刮痧的技術指導

刮痧療法中按壓力和刮痧的角度決定刮痧治療的效果，而速度的快慢和刮痧的時間決定刮痧的舒適感。所以，刮痧的時候要注意要領和技巧。以下介紹的刮痧要領和技巧在具體的刮痧治療過程中能有效提升治療效果。

◎刮拭角度

刮拭角度以利於減輕被刮拭者疼痛感和方便刮拭者刮拭為原則。當刮痧板與刮拭方向的角度大於 45 度時，會增加疼痛感，所以刮拭角度應小於 45 度。在疼痛敏感的部位，最好小於 15 度。

◎按壓力度

刮拭過程中應始終保持一定按壓力，若只在皮膚表面摩擦，不但沒有治療效果，還會形成表皮水腫。按壓力也不是越大越好，要根據具體體質、病情和局部解剖結構區別對待。

◎刮拭速度

每次刮拭速度應平穩、均勻，不要忽快忽慢。疼痛感與刮拭速度有關，刮拭速度越快，疼痛感越重；速度越慢，疼痛感越輕。

◎刮拭長度

一般以穴位為中心，總長度 8 ～ 15 厘米，以大於穴區範圍為原則。如果需要刮拭的經脈較長，可分段刮拭。

正確看待刮痧後反應

痧證是一個專屬於中醫的詞彙，西醫裏是沒有痧證之説的。所謂痧，就是刮痧時在患者皮膚上出現的紫紅顏色、類似細沙粒的點，人們根據這些症狀的特點，給它取名叫痧證。痧證又稱為「瘴氣」等，包含兩方面的含義，從廣義來講，一方面是指痧疹徵象，即痧象；另一方面是指痧疹的形態外貌，即皮膚上出現的小紅點。

刮痧後，皮膚毛孔微張，局部皮膚有熱感，少數人自覺有寒涼之氣排出，有的部位會出現顏色不同的痧象，有時候會在皮膚下深層部位觸及大小不一的包塊狀痧，這些都屬於刮痧後的正常反應，這些痧象向你發出了身體不健康的信號。

痧象的出現是一種正常的生理反應。一般有下面幾種情況：

①刮拭後，未出現明顯的痧象或只有小量紅點，這表明受術者無病，身體健康。

②痧象鮮紅呈玫瑰色、大面積，表明受術者體內蘊熱。

③痧象鮮紅並伴有痛癢，表明受術者體內有風熱。

④痧象色暗或發紫，表明受術者體內氣血瘀滯。

⑤痧象發黑或呈黑紫色，天氣寒冷時肌膚疼痛，表明體內多血瘀或風寒。

⑥痧象在皮膚上出現不久，有小量液體分泌，表明受術者體內有濕邪。

⑦在刮痧過程中，痧象由深轉淡、由暗轉紅，斑塊由片變點，表明受術者病情轉輕，治療有效。

第 2 章

刮痧 祛病 保健康

刮痧是目前公認的改善亞健康、緩解心理壓力的最好的「綠色」方法之一，操作既簡便又經濟。隨着中醫刮痧理論的不斷豐富，人們現在已經逐漸探索出針對各種疾病有效而安全的自我刮痧手法，悉心掌握這些手法，對現代人的養生保健、防病治病極為有益。本章將圖文結合，詳細介紹各科疾病的刮痧方法。

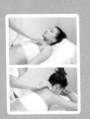

呼吸系統疾病

感冒

感冒，中醫稱「傷風」，是一種由多種病毒引起的呼吸道常見病。感冒一般分為風寒感冒和風熱感冒。風寒感冒起病急、發熱輕、惡寒重、頭痛、周身痠痛、無汗、流清涕、咳嗽、吐清痰等。風熱感冒主要症狀為發熱重、惡寒輕、流黃涕、咳吐黃痰、口渴、咽痛、大便乾、小便黃、扁桃體腫大等。

特效穴位 　1. 風池　2. 中府　3. 合谷
另外再加上刮拭大椎（見 017 頁）、風門（見 109 頁）效果會更佳。

風池　疏風解表、通利官竅

定位▶ 在項部，當枕骨之下，與風府相平，胸鎖乳突肌與斜方肌上端之間的凹陷處。

刮痧▶ 用角刮法由上向下刮拭風池穴，力度由輕到重，以出痧為度。

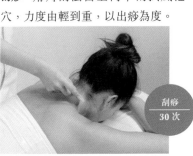

刮痧
30 次

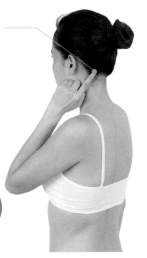

中府 祛風通絡、理氣止痛

定位▶ 在胸前壁的外上方，雲門下 1 寸，平第一肋間隙，距前正中線 6 寸。

刮痧▶ 用刮痧板從外向內反覆刮拭中府穴，力度適中，直至皮膚出現痧痕為止。

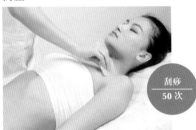

刮痧
50 次

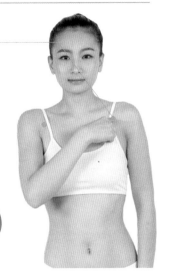

合谷 鎮靜止痛、通經活絡

定位▶ 在手背，第一、二掌骨間，當第二掌骨橈側的中點處。

刮痧▶ 用刮痧板從上往下反覆刮拭合谷穴，力度適中，直至皮膚出現痧痕為止。

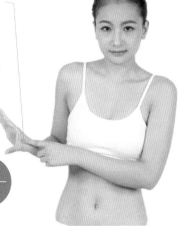

刮痧
30 次

發熱

發熱是指體溫高出正常標準。中醫認為,發熱分外感發熱和內傷發熱兩種。外感發熱見於感冒、傷寒、瘟疫等病症。內傷發熱有陰虛發熱、陽虛發熱、血虛發熱、氣虛發熱等。西醫認為常見的發熱激活物有來自體外的外致熱原,如細菌、病毒、真菌、瘧原蟲等。因此感冒、炎症、癌症等均可引起發熱。

特效穴位　1. 風池　2. 大椎　3. 大杼
另外再加上刮拭肺俞(見019頁)、曲池(見039頁)效果會更佳。

風池　疏風解表、通利官竅

定位▶ 在項部,當枕骨之下,與風府相平,胸鎖乳突肌與斜方肌上端之間的凹陷處。

刮痧▶ 用角刮法刮拭風池穴,力度適中,以出痧為度。

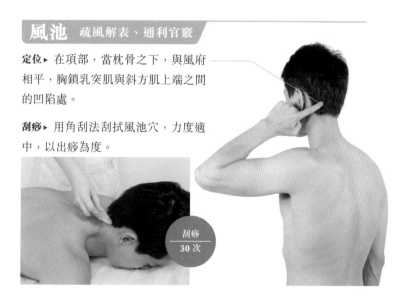

刮痧
30 次

大椎　疏風解表、清利頭竅

定位▶ 在後正中線上，第七頸椎棘突下凹陷中。

刮痧▶ 用角刮法由上向下連續刮拭大椎穴，力度由輕到重，直至局部皮膚出現痧痕為止。

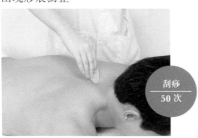

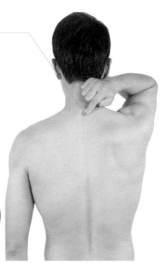

刮痧
50 次

大杼　疏風解表、清熱止痛

定位▶ 在背部，當第一胸椎棘突下，後正中線旁開 1.5 寸。

刮痧▶ 用面刮法由上至下連續刮拭大杼穴，力度適中，以局部皮膚出現紅色痧點為度。

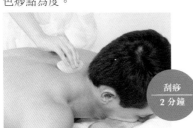

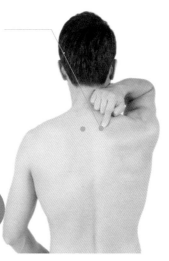

刮痧
2 分鐘

咳嗽

咳嗽是呼吸系統疾病的主要症狀，中醫認為咳嗽是因外感六淫，影響肺臟所致的有聲有痰之症。咳嗽的原因有上呼吸道感染、支氣管炎、肺炎、喉炎等。咳嗽的主要症狀有痰多色稀白或痰色黃稠、量少，喉間有痰聲、似水笛哮鳴聲，易咳出，喉癢欲咳等。在治療的同時，通過刺激穴位也可以緩解或治療咳嗽。

特效穴位　1.大椎　2.大杼　3.肺俞

大椎 疏風解表、清利頭竅

定位▶ 在後正中線上，第七頸椎棘突下凹陷中。

刮痧▶ 用角刮法自上而下由輕漸重刮拭大椎穴，刮至皮膚出現痧痕為止。

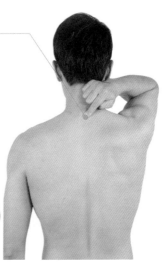

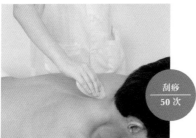

刮痧
50次

大杼 降利肺氣、祛風止痛

定位▶ 在背部，當第一胸椎棘突下，後正中線旁開 1.5 寸。

刮痧▶ 用面刮法刮拭大杼穴，力度適中，以皮膚出現痧點為度。

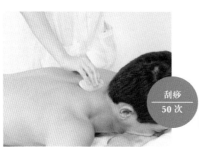

刮痧
50 次

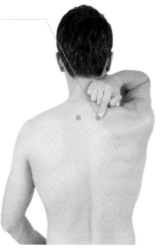

肺俞 清瀉肺熱、止咳平喘

定位▶ 在背部，當第三胸椎棘突下，後正中線旁開 1.5 寸。

刮痧▶ 用面刮法由上向下連續刮拭肺俞穴，以皮膚出現痧點為度。

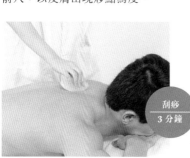

刮痧
3 分鐘

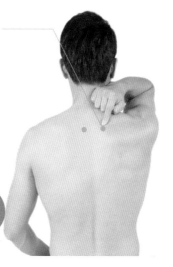

肺炎

肺炎是指終末氣道、肺泡和肺間質等組織病變所引發的炎症。主要臨床表現為寒戰、高熱、咳嗽、咳痰，深呼吸和咳嗽時，有小量痰或大量的痰，部份患者可伴胸痛或呼吸困難，病情嚴重者可併發肺水腫、敗血症、感染性休克、支氣管擴張等疾病。本病起病急，自然病程是 7～10 日。

特效穴位
1. 大椎　2. 身柱　3. 肺俞
另外再加上刮拭中府（見 022 頁）、膻中（見 023）效果會更佳。

大椎　清熱解表、補虛寧神

定位▸ 在後正中線上，第七頸椎棘突下凹陷中。

刮痧▸ 用角刮法由上向下稍用力刮拭大椎穴，速度均勻，以出現痧點為度。

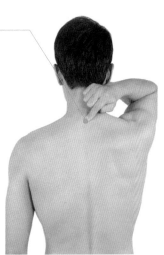

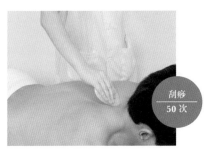

刮痧
50 次

身柱　活血通絡、清肺寬胸

定位▶ 在背部，當後正中線上，第三胸椎棘突下凹陷中。

刮痧▶ 用角刮法刮拭身柱穴，手法連貫，不宜停頓，力度輕柔，速度均勻，以出痧為度。

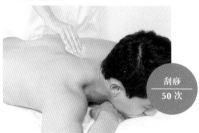

刮痧
50 次

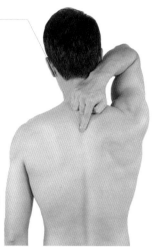

肺俞　清瀉肺熱、止咳平喘

定位▶ 在背部，當第三胸椎棘突下，後正中線旁開 1.5 寸。

刮痧▶ 用面刮法由上向下連續刮拭肺俞穴，以出現痧點為度。

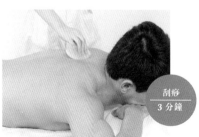

刮痧
3 分鐘

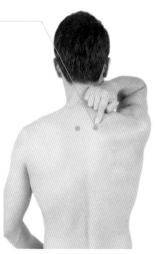

胸悶

胸悶，可輕可重，是一種自覺胸部悶脹及呼吸不暢的主觀感覺。輕者可能是神經官能性的，即心臟、肺的功能失去調節引起的，經西醫診斷無明顯的器質性病變。嚴重者為心、肺二臟的疾患引起，可由冠心病、心肌供血不足或慢性支氣管炎、肺氣腫、肺源性心臟病等導致，經西醫診斷有明顯的器質性病變。

特效穴位 　1. 中府　2. 膻中　3. 期門
另外再加上刮拭肺俞（見019頁）、心俞（見041頁）效果會更佳。

中府　清肺熱、平咳喘

定位▶ 在胸前壁的外上方，雲門下 1 寸，平第一肋間隙，距前正中線 6 寸。

刮痧▶ 用刮痧板角部施以旋轉迴旋的連續刮拭動作刮拭中府穴，力度適中。

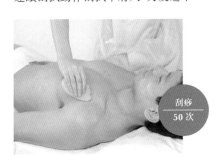

刮痧
50 次

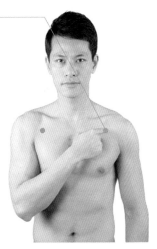

膻中　降氣平喘、理氣寬胸

定位▶ 在胸部，當前正中線上，平第四肋間，兩乳頭連線的中點。

刮痧▶ 用角刮法刮拭胸前膻中穴，力度適中，速度均勻，可不出痧。

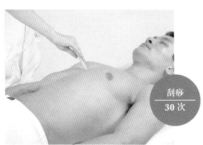

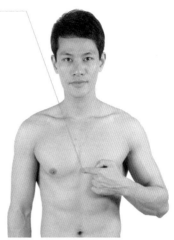

刮痧
30 次

期門　疏肝健脾、理氣活血

定位▶ 在胸部，當乳頭直下，第六肋間隙，前正中線旁開 4 寸。

刮痧▶ 用平刮法從上向下輕柔刮拭期門穴，速度均勻，可不出痧。

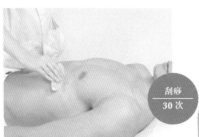

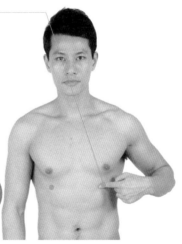

刮痧
30 次

支氣管炎

支氣管炎是指氣管、支氣管黏膜及其周圍組織的慢性非特異性炎症，臨床上以長期咳嗽、咳痰、喘息以及反覆呼吸道感染為特徵。部份患者起病之前先有急性上呼吸道感染，如急性咽喉炎、感冒等，當合併呼吸道感染時，細支氣管黏膜充血水腫，痰液阻塞及支氣管管腔狹窄，可產生氣喘（喘息）的症狀。

| **特效穴位** | 1. 大椎　2. 中府　3. 大杼
另外再加上刮拭風門（見 109 頁）、肺俞（見 019 頁）效果會更佳。 |

大椎　清瀉肺熱、止咳平喘

定位▶ 在後正中線上，第七頸椎棘突下凹陷中。

刮痧▶ 用面刮法由上向下連續刮拭大椎穴，力度適中，以出現痧點為度。

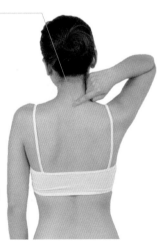

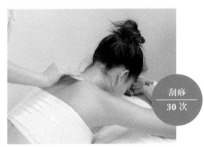

刮痧
30 次

中府 清肺熱、平咳喘

定位▶ 在胸前壁的外上方,雲門下 1
寸,平第一肋間隙,距前正中線 6 寸。

刮痧▶ 用刮痧板角部施以旋轉迴旋的
連續刮拭動作刮拭中府穴,力度適中。

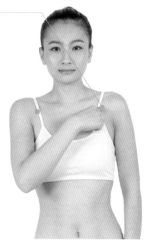

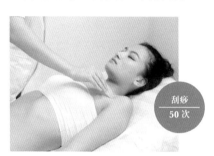

刮痧
50 次

大杼 祛風解表、宣降肺氣

定位▶ 在背部,當第一胸椎棘突下,
後正中線旁開 1.5 寸。

刮痧▶ 用面刮法由上至下連續刮拭大
杼穴,以皮膚出現痧點為度。

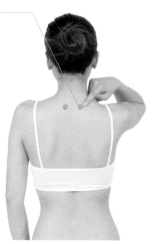

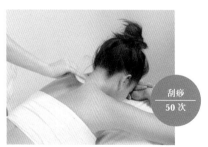

刮痧
50 次

哮喘

哮喘是多種細胞和細胞組分參與的氣道慢性炎症性疾病，常有呼吸困難、氣急、胸悶或咳嗽等症狀，以呼氣量降低為其發病特徵，這些症狀經常在患者接觸煙霧、香水、油漆、灰塵、寵物毛髮、花粉等刺激性氣體或變應原之後發作，夜間和（或）清晨症狀也容易發生或加劇，由接觸刺激物或呼吸道感染所誘發。

特效穴位　1. 膻中　2. 孔最　3. 足三里
另外再加上刮拭肺俞（見019頁）效果會更佳。

膻中　降氣平喘、理氣寬胸

定位▶ 在胸部，當前正中線上，平第四肋間，兩乳頭連線的中點。

刮痧▶ 用角刮法刮拭胸前膻中穴，力度適中，可不出痧。

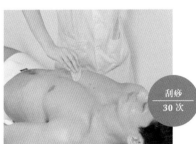

刮痧
30次

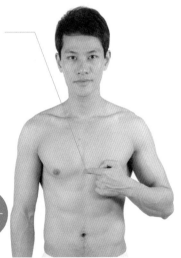

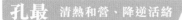

孔最 清熱和營、降逆活絡

定位▶ 在前臂掌面橈側，當尺澤與太淵連線上，腕橫紋上 7 寸。

刮痧▶ 用刮痧板厚邊稜角面側刮拭孔最穴，力度適中，以出痧為度。

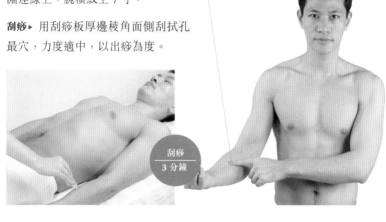

刮痧
3 分鐘

足三里 通經活絡、升降氣機

定位▶ 在小腿前外側，當犢鼻下 3 寸，距脛骨前緣一橫指（中指）。

刮痧▶ 用刮痧板厚邊稜角面側刮拭足三里穴，力度適中，以出痧為度。

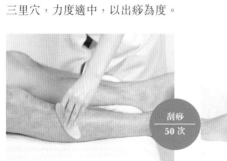

刮痧
50 次

空調病

空調病又稱「空調綜合徵」，指長時間在空調環境下工作學習的人，因空氣不流通，環境不佳，出現鼻塞、頭昏、打噴嚏、乏力、記憶力減退、注意力不集中等症狀，一般表現為疲乏無力、四肢肌肉關節痠痛、頭痛、腰痛，嚴重者可有口眼歪斜。老人、兒童的抵抗力低下，空調冷氣最容易攻破他們的呼吸道防線。

特效穴位　1. 太陽　2. 迎香　3. 風池
另外再加上刮拭大椎（見 017 頁）效果會更佳。

太陽　疏風散邪、醒腦開竅

定位▶ 在顳部，當眉梢與目外眥之間，向後約一橫指的凹陷處。

刮痧▶ 將刮痧板角部着力於太陽穴，逐漸加重，停留 5 ～ 10 秒後提起，反覆刮拭，可不出痧。

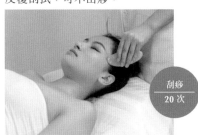

刮痧
20 次

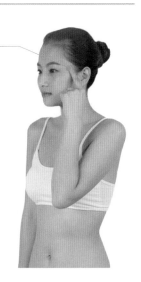

迎香 醒腦開竅、通鼻明目

定位▶ 在面部，當鼻翼軟骨與鼻甲的交界處，近鼻唇溝上端處。

刮痧▶ 用角刮法刮拭迎香穴，力度由輕到重，速度均勻，以局部出現紅暈為度，可不出痧。

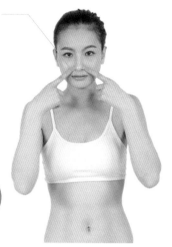

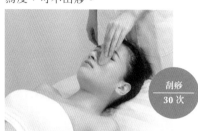

刮痧
30 次

風池 疏風散邪、通絡止痛

定位▶ 在項部，當枕骨之下，與風府相平，胸鎖乳突肌與斜方肌上端之間的凹陷處。

刮痧▶ 用角刮法自上而下輕柔刮拭風池穴，刮至皮膚發熱為止。

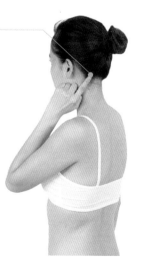

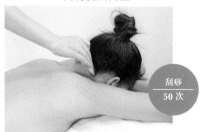

刮痧
50 次

❸ 心腦血管疾病

頭痛

　　頭痛是臨床常見的病症。痛感有輕有重，疼痛時間有長有短，形式也多種多樣。常見的症狀有脹痛、悶痛、撕裂樣痛、針刺樣痛，部份伴有血管搏動感及頭部緊箍感，以及發熱、惡心、嘔吐、頭暈、食慾不振、肢體困重等症狀。頭痛的發病原因繁多，如神經痛、顱內病變、腦血管疾病、五官疾病等。

| 特效穴位 | 1. 內關　2. 列缺　3. 合谷
另外再加上刮拭太陽（見035頁）、百會（見036頁）效果會更佳。 |

內關　醒腦明目、活血通絡

定位▶ 在前臂掌側，當曲澤與大陵的連線上，腕橫紋上2寸，掌長肌腱與橈側腕屈肌腱之間。

刮痧▶ 用角刮法自上而下稍用力刮拭內關穴，以有痠脹感為度。

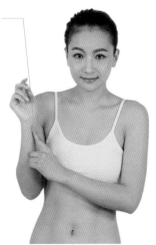

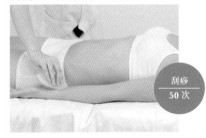

刮痧
50次

列缺　醒腦開竅、通鼻明目

定位▶ 在前臂橈側緣，橈骨莖突上方，腕橫紋上 1.5 寸，當肱橈肌與拇長展肌腱之間。

刮痧▶ 用角刮法刮拭列缺穴，力度由輕漸重，速度均勻，以出痧為度。

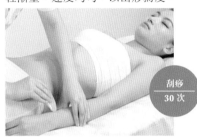

刮痧
30 次

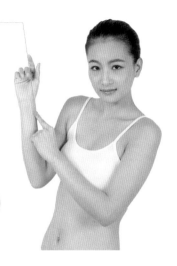

合谷　鎮靜止痛、通經活絡

定位▶ 在手背，第一、二掌骨間，當第二掌骨橈側的中點處。

刮痧▶ 用角刮法刮拭合谷穴，力度由輕漸重，速度均勻，以局部皮膚出現痧痕為度。

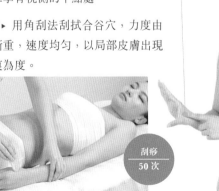

刮痧
50 次

偏頭痛

偏頭痛是臨床最常見的原發性頭痛類型，是一種常見的慢性神經血管性疾患，臨床以發作性中重度搏動樣頭痛為主要表現，頭痛多為偏側，可伴有噁心、嘔吐等症狀，多起病於兒童和青春期，中青年期達發病高峰，常有遺傳背景。另外一些環境和精神因素如緊張、過勞、情緒激動、睡眠過度均可導致偏頭痛。

特效穴位 1. 頭維　2. 太陽　3. 翳風
另外再加上刮拭列缺（見 031 頁）、合谷（見 031 頁）效果會更佳。

頭維　平肝熄風、通利官竅

定位▸ 在頭側部，當額角髮際上 0.5 寸，頭正中線旁 4.5 寸。

刮痧▸ 用面刮法自上而下連續刮拭頭維穴，力度適中，以皮膚出現潮紅發熱為度。

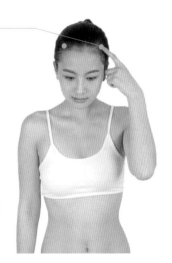

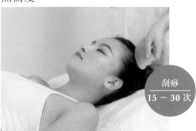

刮痧
15 ~ 30 次

太陽 　疏風散邪、醒腦開竅

定位▶ 在顳部，當眉梢與目外眥之間，向後約一橫指的凹陷處。

刮痧▶ 用刮痧板角部為着力點刮拭太陽穴，力度由輕漸重，以皮膚潮紅發熱為度。

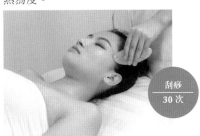

刮痧
30次

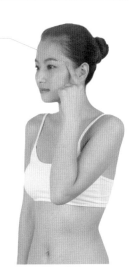

翳風 　清肝明目、通絡止痛

定位▶ 在耳垂後方，當乳突與下頜角之間的凹陷處。

刮痧▶ 用角刮法刮拭翳風穴，力度由輕漸重，速度均勻，以局部皮膚稍出痧為度。

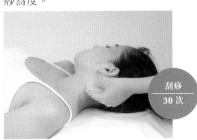

刮痧
30次

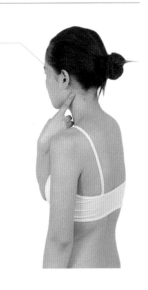

高血壓

　　高血壓病是以動脈血壓升高為主要臨床表現的慢性全身性血管性疾病，血壓高於 140/90 毫米汞柱（18.66/12 千帕）即可診斷為高血壓。本病早期無明顯症狀，部份患者會出現頭暈、頭痛、心悸、失眠、耳鳴、乏力、顏面潮紅或肢體麻木等不適表現。中醫認為本病可能因精神過度緊張，飲酒過度，嗜食肥甘厚味等所致。

特效穴位　　1. 印堂　2. 太陽　3. 人迎
另外再加上刮拭內關（見 055 頁）效果會更佳。

印堂　醒腦開竅、調神導氣

定位▸ 在額部，當兩眉頭之中間。

刮痧▸ 用刮痧板角部刮拭印堂穴，力度適中，以皮膚出現紅暈為度，可不出痧。

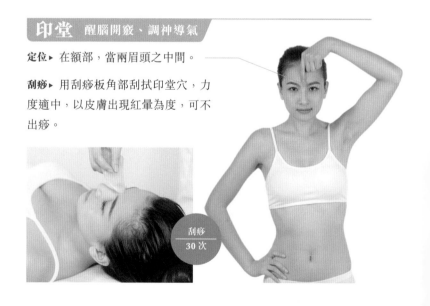

刮痧
30 次

太陽 散熱、利咽、清頭目

定位▶ 在顳部，當眉梢與目外眥之間，向後約一橫指的凹陷處。

刮痧▶ 用角刮法輕柔刮拭太陽穴，以皮膚潮紅發熱為度。

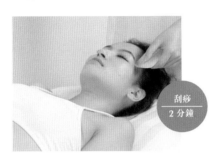

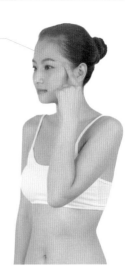

刮痧
2分鐘

人迎 活血通絡、疏導氣血

定位▶ 在頸部，結喉旁，當胸鎖乳突肌的前緣，頸總動脈搏動處。

刮痧▶ 用面刮法自上往下連續刮拭人迎穴，以潮紅出痧為度。

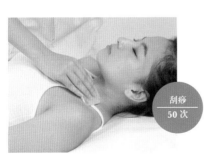

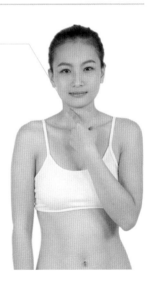

刮痧
50次

低血壓

　　低血壓指血壓降低引起的一系列症狀，部份人無明顯症狀，病情輕微者可有頭暈、頭痛、食慾不振、疲勞、臉色蒼白等；嚴重者會出現直立性眩暈、四肢冰涼、心律失常等症狀。這些症狀主要因血壓下降，血液循環緩慢，影響組織細胞氧氣和營養的供應引起。西醫診斷低血壓的標準為：血壓值小於 90/60 毫米汞柱（12/8 千帕）。

特效穴位　1. 百會　2. 厥陰俞　3. 膈俞
另外再加上刮拭腎俞（見 075 頁）效果會更佳。

百會　醒腦開竅、升陽舉陷

定位▶ 在頭部，前髮際正中直上 5 寸，或兩耳尖連線的中點處。

刮痧▶ 用刮痧板角部自百會穴向四周呈放射性刮拭，力度輕柔，速度均勻。

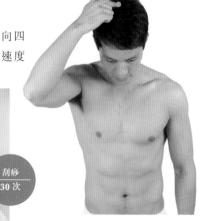

刮痧
30 次

厥陰俞　寧心安神、理氣調血

定位▸ 在背部，當第四胸椎棘突下，後正中線旁開 1.5 寸。

刮痧▸ 用面刮法刮拭厥陰俞穴，力度適中，速度均勻，以皮膚出現點狀痧痕為度。

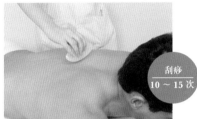

刮痧
10 ～ 15 次

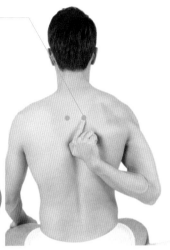

膈俞　理氣寬胸、活血通脈

定位▸ 在背部，當第七胸椎棘突下，後正中線旁開 1.5 寸。

刮痧▸ 用面刮法由上至下連續刮拭膈俞穴，力度適中，以潮紅發熱為度。

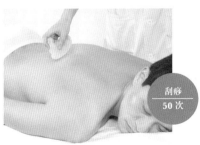

刮痧
50 次

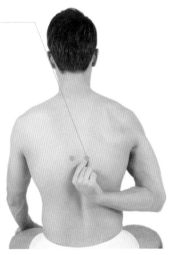

腦卒中

　　腦卒中又稱為中風，是以突然口眼歪斜、言語含糊不清、肢體出現運動障礙、半身不遂、不省人事為特徵的一類疾病。中醫認為本病多因平素氣血虛衰，心、肝、腎三經陰陽失調，或情志鬱結，起居失宜所致。臨床實踐證明，中醫經絡穴位療法對腦卒中後遺症患者有很好的療效，可有效改善口眼歪斜、偏癱、運動障礙等症狀。

特效穴位　1. 肩髃　2. 曲池　3. 手三里
另外再加上刮拭合谷（見 031 頁）效果會更佳。

肩髃　提神醒腦、通經活絡

定位▶ 在肩部，三角肌上，臂外展，或向前平伸時，當肩峰前下方凹陷處。

刮痧▶ 用角刮法刮拭肩髃穴，力度微重，以皮膚出現痧點為度。

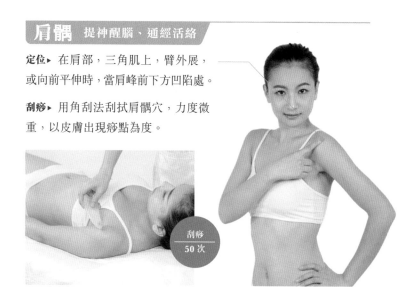

刮痧
50 次

曲池 疏風散邪、通利開竅

定位▶ 在肘橫紋外側端，屈肘，當尺澤與肱骨外上髁連線中點。

刮痧▶ 用角刮法刮拭曲池穴，力度適中，刮至皮膚發紅出痧。

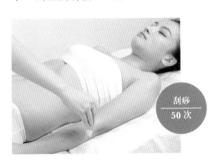

刮痧
50 次

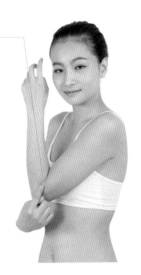

手三里 舒經活絡、調理腸胃

定位▶ 在前臂背面橈側，當陽溪與曲池連線上，肘橫紋下 2 寸。

刮痧▶ 用刮痧板角部刮拭手三里穴，力度適中，以皮膚稍出痧為度。

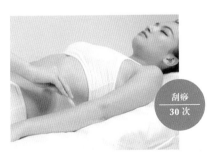

刮痧
30 次

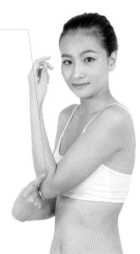

⑥ 精神和神經系統疾病

失眠

　　失眠是指無法入睡或無法保持睡眠狀態，即睡眠失常。失眠雖不屬於危重疾病，但影響人們的日常生活。睡眠不足會導致健康不佳，生理節奏被打亂，繼之引起人的疲勞感、全身不適、無精打采、反應遲緩、頭痛、記憶力減退、注意力不集中等症狀。患有失眠最直接影響的是精神方面的，嚴重者會有精力不濟、抑鬱或精神分裂等。

特效穴位　1. 三陰交　2. 心俞　3. 神門
另外再加上刮拭百會（見 036 頁）效果會更佳。

三陰交　健脾理血、益腎平肝

定位▸ 在小腿內側，足內踝尖上 3 寸，脛骨內側緣後方。

刮痧▸ 用角刮法從上往下刮拭三陰交穴，力度略重，皮膚出現潮紅即可。

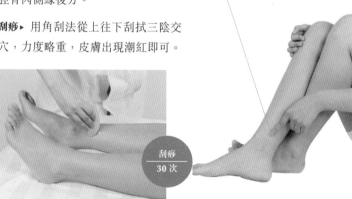

刮痧
30 次

心俞 安神定驚、醒腦開竅

定位▶ 在背部，當第五胸椎棘突下，後正中線旁開 1.5 寸。

刮痧▶ 用面刮法刮拭心俞穴，力度略重，以出痧為度。

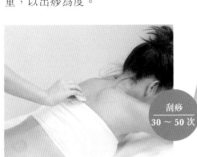

刮痧
30 ～ 50 次

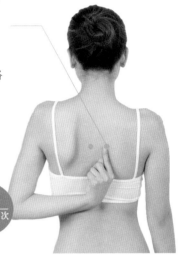

神門 鎮定安神、調理氣血

定位▶ 在腕部，腕掌側橫紋尺側端，尺側腕屈肌腱的橈側凹陷處。

刮痧▶ 用角刮法刮拭神門穴，力度適中，速度均勻，可不出痧。

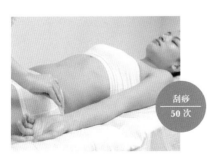

刮痧
50 次

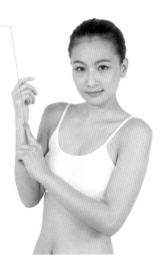

眩暈

眩暈與頭暈有所相似，但本質不同。眩暈分為周圍性眩暈和中樞性眩暈。中樞性眩暈是由腦組織、腦神經疾病引起，如高血壓、動脈硬化等腦血管疾病。周圍性眩暈發作時多伴有耳聾、耳鳴、噁心、嘔吐、出冷汗等自主神經系統症狀。眩暈如不及時治療容易引起癡呆、腦血栓、腦出血、中風偏癱，甚至猝死等情況。

特效穴位　1. 百會　2. 血海　3. 陰陵泉
另外再加上刮拭三陰交（見 040 頁）、足三里（見 059 頁）效果會更佳。

百會　提神醒腦、升陽舉陷

定位▶ 在頭部，當前髮際正中直上 5 寸，或兩耳尖連線的中點處。

刮痧▶ 用角刮法從百會穴向四周呈放射性刮拭，力度輕柔，速度均勻。

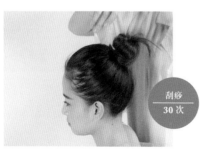

刮痧
30次

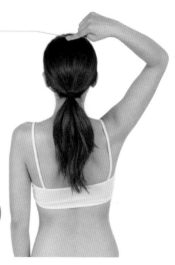

血海 調經統血、健脾化濕

定位▶ 屈膝，在大腿內側，位於髕底內側端上 2 寸，當股四頭肌內側頭的隆起處。

刮痧▶ 用刮痧板由上向下稍用力重刮血海穴，速度均勻，以出痧為度。

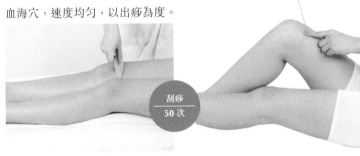

刮痧
50 次

陰陵泉 益腎調經、通經活絡

定位▶ 在小腿內側，當脛骨內側髁後下方凹陷處。

刮痧▶ 用面刮法從上往下刮拭陰陵泉穴，速度均勻，以出痧為度。

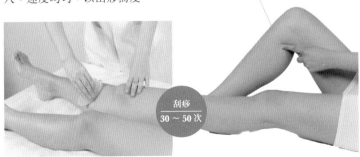

刮痧
30 ～ 50 次

面神經麻痹

　　面神經麻痹也叫面癱。臨床主要表現為患側面部肌癱瘓、眼裂大、眼瞼不能閉合、流淚、鼻唇溝變平坦、口角下垂、流涎、不能皺額蹙眉、額紋消失、鼓腮漏氣、示齒困難，部份病人耳部或乳突部有疼痛感。中醫認為本病多因風寒之邪侵襲面部經絡，致使經絡阻滯、營衛失調、氣血不和、經脈失養所致。

特效穴位　1. 翳風　2. 風池　3. 合谷
另外再加上刮拭頰車（見 181 頁）效果會更佳。

翳風　疏風通絡、散內洩熱

定位▶ 在耳垂後方，當乳突與下頜角之間的凹陷處。

刮痧▶ 用刮痧板角部刮拭翳風穴，自上而下，力度輕柔，可不出痧。

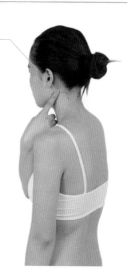

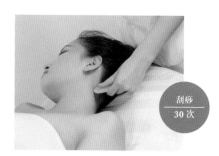

刮痧
30 次

風池 疏風散邪、調理氣血

定位▸ 在項部，當枕骨之下，與風府相平，胸鎖乳突肌與斜方肌上端之間的凹陷處。

刮痧▸ 用刮痧板角部由上向下刮拭風池穴，以出痧為度。

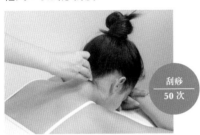

刮痧
50次

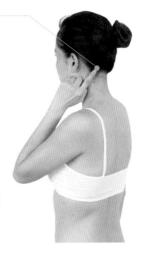

合谷 鎮靜止痛、通經活絡

定位▸ 在手背，第一、二掌骨間，當第二掌骨橈側的中點處。

刮痧▸ 用角刮法刮拭合谷穴，力度由輕漸重，速度均勻，以出痧為度。

刮痧
30～50次

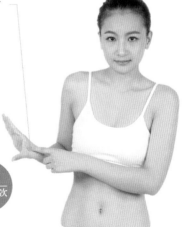

三叉神經痛

三叉神經痛是最常見的腦神經疾病，中老年人多發，右側頭面部多於左側。主要特點是驟發、驟停，呈刀割樣、燒灼樣、頑固性、難以忍受的劇烈性疼痛，說話、洗臉、刷牙、微風拂面，甚至走路時都會導致陣發性劇烈疼痛，疼痛歷時數秒或數分鐘，疼痛呈週期性發作，不發作時同常人一樣。

特效穴位　1. 太陽　2. 下關　3. 大迎
另外再加上刮拭頰車（見 181 頁）效果會更佳。

太陽　疏風散邪、醒腦開竅

定位▸ 在顳部，當眉梢與目外眥之間，向後約一橫指的凹陷處。

刮痧▸ 將刮痧板角部着力於太陽穴，力度由輕漸重，停留 5 ～ 10 秒後提起，反覆刮拭，可不出痧。

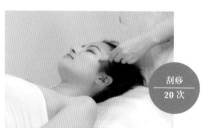

刮痧
20 次

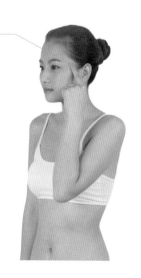

下關 消腫止痛、通利官竅

定位▶ 在面部耳前方，當顴弓與下頜切跡所形成的凹陷中。

刮痧▶ 用角刮法刮拭下關穴，力度適中，可不出痧。

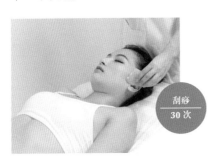
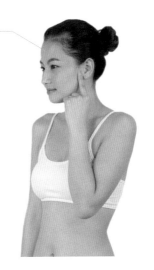

刮痧
30 次

大迎 祛風通絡、消腫止痛

定位▶ 在下頜角前方，咬肌附着部的前緣，當面動脈搏動處。

刮痧▶ 刮痧板厚稜角面側為着力點，以旋轉迴旋的連續刮拭動作連續刮拭大迎穴，力度適中，可不出痧。

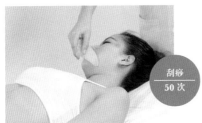
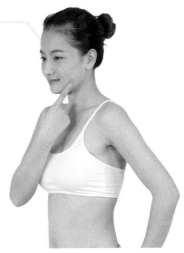

刮痧
50 次

神經衰弱

神經衰弱是指大腦由於長期情緒緊張及精神壓力等原因，使精神活動能力減弱的功能障礙性病症，其主要特徵是易興奮、易疲勞、記憶力減退等，伴有各種軀體不適症狀。本病如處理不當可遷延達數年，但經精神科或心理科醫生積極、及時治療，指導病人正確對待疾病，本病可緩解或治癒，預後一般良好。

特效穴位　1. 百會　2. 風府　3. 風池
另外再加上刮拭心俞（見 041 頁）、天柱（見 147 頁）效果會更佳。

百會　升陽舉陷、益氣醒腦

定位▸ 在頭部，當前髮際正中直上 5 寸，或兩耳尖連線的中點處。

刮痧▸ 用角刮法刮拭百會穴，力度輕柔，速度均勻，以頭部皮膚出現潮紅發熱為度。

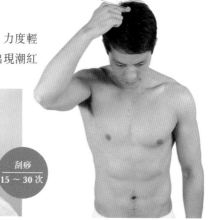

刮痧
15～30 次

風府 散風熄風、通關開竅

定位▶ 在項部，當後髮際正中直上1
寸，枕外隆凸直下，兩側斜方肌之間
凹陷中。

刮痧▶ 用角刮法由上向下連續刮拭風
府穴，可不出痧。

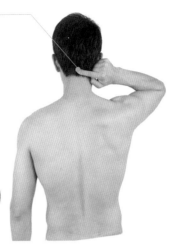

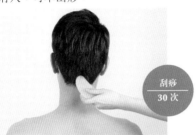

刮痧
30次

風池 疏風散邪、調理氣血

定位▶ 在項部，當枕骨之下，與風府
相平，胸鎖乳突肌與斜方肌上端之間
的凹陷處。

刮痧▶ 用角刮法由上向下、由輕漸重
刮拭風池穴，以出痧為度。

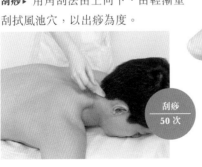

刮痧
50次

癲癇

癲癇俗稱「羊癲風」，是大腦神經元突發性異常放電導致出現短暫的大腦功能障礙的一種疾病。以突然昏仆、口吐涎沫、兩目上視、四肢抽搐，或口中有如豬、羊叫聲等為臨床特徵，可表現為自主神經、意識及精神障礙。中醫認為本病多由大驚、大恐造成氣機逆亂，或由勞累過度造成臟腑失調，氣機不暢所致。

特效穴位 1.鳩尾 2.陽陵泉 3.豐隆

鳩尾 安心寧神、寬胸定喘

定位▶ 在上腹部，前正中線上，當胸劍結合部下1寸。

刮痧▶ 用角刮法刮拭鳩尾穴，力度適中，速度均勻，以皮膚出現潮紅發熱為度。

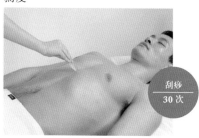

刮痧
30次

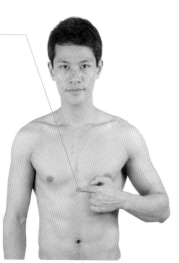

陽陵泉　疏肝解郁、祛濕散熱

定位▸ 在小腿外側，當腓骨頭前下方凹陷處。

刮痧▸ 用面刮法由上至下、由輕漸重地刮拭陽陵泉穴，速度均勻，以皮膚潮紅出痧為度。

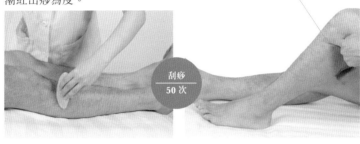

刮痧
50 次

豐隆　祛濕化痰、醒腦安神

定位▸ 在小腿前外側，外踝尖上8寸，條口穴外，距脛骨前緣二橫指（中指）。

刮痧▸ 用面刮法從膝蓋刮至外踝尖，重點刮拭豐隆穴，速度均勻，可不出痧，局部皮膚出現紅暈即可。

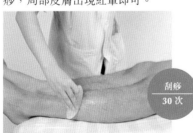

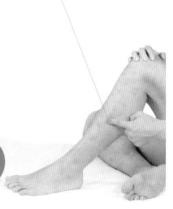

刮痧
30 次

疲勞綜合徵

　　疲勞綜合徵即慢性疲勞綜合徵，通常患者心理方面的異常表現要比身體方面的症狀出現得早，自覺較為突出。實際上疲勞感多源於體內的各種功能失調，典型表現為短期記憶力減退或注意力不集中、咽痛、肌肉痠痛、無紅腫的關節疼痛、頭痛、睡眠後精力不能恢復、體力或腦力勞動後身體感覺不適。符合其中四項即可診斷為疲勞綜合徵。

特效穴位　1. 神庭　2. 太陽　3. 合谷
另外再加上刮拭肺俞（見019頁）、心俞（見041頁）效果會更佳。

神庭　寧神醒腦、清頭明目

定位▸ 在頭部，當前髮際正中直上0.5寸。

刮痧▸ 用面刮法刮拭神庭穴，力度適中，速度均勻，以皮膚潮紅發熱為度。

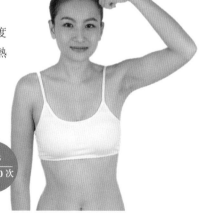

刮痧
20～30次

太陽 解除疲勞、止痛醒腦

定位▶ 在顳部,當眉梢與目外眥之間,向後約一橫指的凹陷處。

刮痧▶ 用刮痧板角部刮拭太陽穴,力度適中,速度均勻,以皮膚潮紅發熱為度。

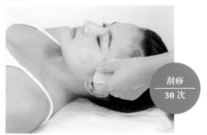

刮痧
30 次

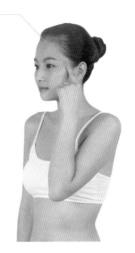

合谷 通經活絡、鎮靜止痛

定位▶ 在手背,第一、二掌骨間,當第二掌骨橈側的中點處。

刮痧▶ 用刮痧板角部由輕漸重地刮拭合谷穴,速度均勻,以皮膚出現點狀痧痕為度。

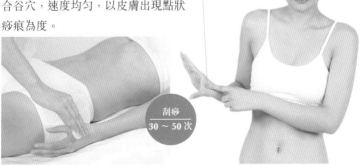

刮痧
30 ～ 50 次

❸ 消化系統疾病

嘔吐

　　嘔吐是臨床常見病症，既可單獨為病，亦可見於多種疾病，是機體的一種防禦反射動作。可分為三個階段，即噁心、乾嘔和嘔吐。噁心常為嘔吐的前驅症狀，表現為上腹部特殊不適感，常伴有頭暈、流涎。嘔吐常有誘因，如飲食不節、情志不遂、寒暖失宜及聞及特殊氣味等，這些因素均可誘發嘔吐，或使嘔吐加重。

特效穴位　1. 下脘　2. 氣海　3. 內關
另外再加上刮拭神門（見 041 頁）、足三里（見 059 頁）效果會更佳。

下脘　調理胃氣、降逆止痛

定位▸ 在上腹部，前正中線上，當臍中上 2 寸。

刮痧▸ 用角刮法自上而下、由輕漸重刮拭下脘穴，速度均勻，以皮膚出現紅暈為度。

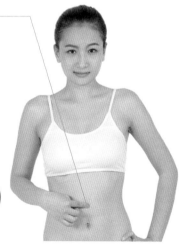

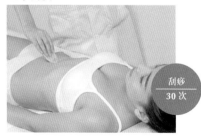

刮痧
30 次

氣海　培補元氣、益氣理氣

定位▶ 在下腹部，前正中線上，當臍中下 1.5 寸。

刮痧▶ 以刮痧板角部為着力點，由輕漸重刮拭氣海穴，速度均勻，以皮膚發熱為度。

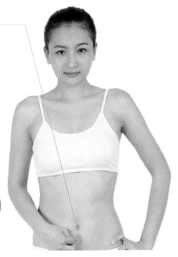

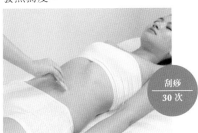

刮痧
30 次

內關　寧心安神、理氣止痛

定位▶ 在前臂掌側，當曲澤與大陵的連線上，腕橫紋上 2 寸，掌長肌腱與橈側腕屈肌腱之間。

刮痧▶ 用角刮法刮拭內關穴，力度微重，以出痧為度。

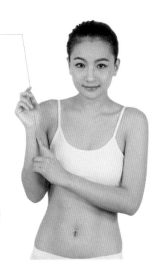

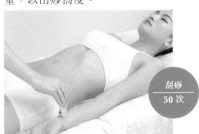

刮痧
50 次

胃痛

胃痛是指上腹胃脘部近心窩處發生疼痛，是臨床上一種很常見的病症。胃部是人體內重要的消化器官之一。實際上引起胃痛的疾病原因有很多，其中有一些還是非常嚴重的疾病。胃痛常見於急、慢性胃炎，胃、十二指腸潰瘍，胃黏膜脫垂，胃下垂，胰腺炎，膽囊炎及膽石症等疾病。

特效穴位　1. 胃俞　2. 中脘　3. 天樞
另外再加上刮拭手三里（見039頁）、內關（見055頁）效果會更佳。

胃俞　和胃健脾、理中降逆

定位▶ 在背部，當第十二胸椎棘突下，後正中線旁開 1.5 寸。

刮痧▶ 用角刮法刮拭胃俞穴，力度適中，刮至不再出現新痧為止。

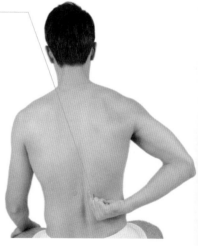

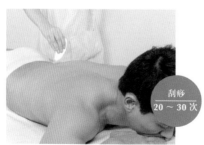

刮痧
20～30次

中脘　寬中理氣、調理腸胃

定位▶ 在上腹部，前正中線上，當臍中上4寸。

刮痧▶ 用面刮法從上往下輕柔刮拭中脘穴，以皮膚出現紅暈為度。

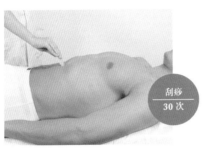

刮痧
30次

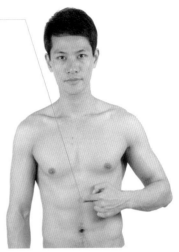

天樞　調中和胃、理氣健脾

定位▶ 在腹中部，橫平臍中，前正中線旁開2寸。

刮痧▶ 用角刮法刮拭天樞穴，力度略輕，速度均勻，以出痧為度。

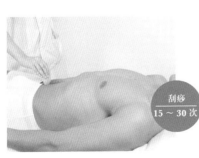

刮痧
15～30次

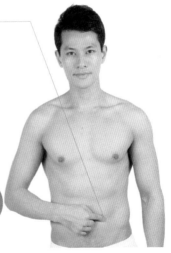

胃痙攣

　　胃痙攣就是胃部肌肉抽搐，主要表現為上腹痛、嘔吐等。胃痙攣是一種症狀，不是疾病。出現胃痙攣時，主要是對症治療，解痙、止痛、止嘔。由胃本身引起的痙攣，患者是不會感覺到疼痛的，所以疼痛很可能是膽石症或其他疾病引起。胃痙攣與體質和飲食等因素有關，應注意調整飲食結構，多進行鍛煉，提高機體的抵抗力。

特效穴位　　1. 中脘　　2. 內關　　3. 足三里

中脘　和胃健脾、解痙止痛

定位▶ 在上腹部，前正中線上，當臍中上4寸。

刮痧▶ 以刮痧板角部為着力點刮拭中脘穴，以皮膚出現紅暈為度。

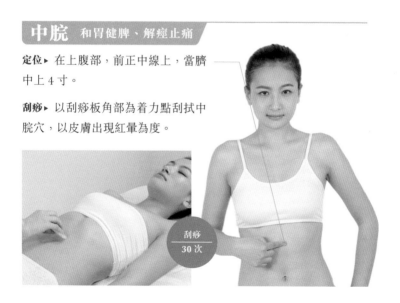

刮痧
30次

內關 寧心安神、理氣止痛

定位▶ 在前臂掌側，當曲澤與大陵的連線上，腕橫紋上 2 寸，掌長肌腱與橈側腕屈肌腱之間。

刮痧▶ 用角刮法刮拭內關穴，力度適中，以潮紅發熱為度。

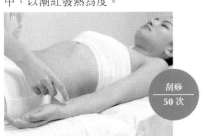

刮痧
50 次

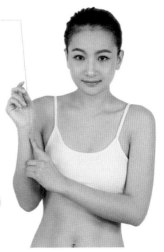

足三里 生發胃氣、燥化脾濕

定位▶ 在小腿前外側，當犢鼻下 3 寸，距脛骨前緣一橫指（中指）。

刮痧▶ 用角刮法重刮足三里穴，速度均勻，以皮膚潮紅出痧為度。

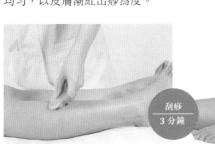

刮痧
3 分鐘

打嗝

　　打嗝，中醫稱之為呃逆，指氣從胃中上逆，常伴喉間頻頻作聲，聲音急而短促，是生理上常見的一種現象，由橫膈膜痙攣收縮引起。呃逆的原因有多種，一般病情不重，可自行消退。中醫辨證時可分為胃中寒冷、胃氣上逆、氣逆痰阻、脾胃陽虛、胃陰不足等類型。

特效穴位　1. 天突　2. 中脘　3. 內關
另外再加上刮拭氣海（見 055 頁）、足三里（見 059 頁）效果會更佳。

天突　理氣、降逆、和胃

定位▶ 在頸部，當前正中線上，胸骨上窩中央。

刮痧▶ 以刮痧板角部為着力點，由輕漸重刮拭頸部天突穴，速度均勻，可不出痧。

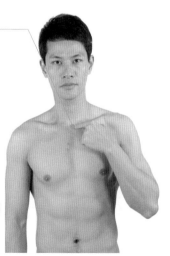

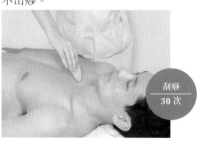

刮痧
30 次

中脘 和胃健脾、降逆利水

定位▶ 在上腹部，前正中線上，當臍中上 4 寸。

刮痧▶ 以刮痧板角部為着力點，由輕漸重刮拭中脘穴，速度均勻，以皮膚出現紅暈為度。

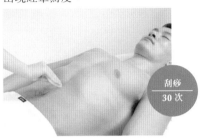

刮痧
30 次

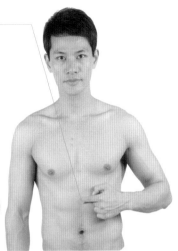

內關 寧心安神、理氣止痛

定位▶ 在前臂掌側，當曲澤與大陵的連線上，腕橫紋上 2 寸，掌長肌腱與橈側腕屈肌腱之間。

刮痧▶ 用刮痧板角部刮拭內關穴，力度適中，以出痧為度。

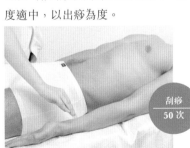

刮痧
50 次

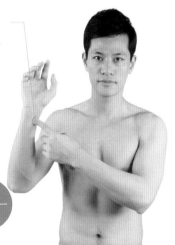

消化不良

消化不良是由胃動力障礙所引起的疾病，也包括胃蠕動不好的胃輕癱和食管反流。其主要表現為上腹痛、早飽、腹脹、噯氣等。長期的消化不良易導致腸內平衡被打亂，出現腹瀉、便秘、腹痛和胃癌等，所以消化不良者平常要注意自己的飲食習慣，不宜食用油膩、辛辣、刺激的食物。

特效穴位　1. 肝俞　2. 脾俞　3. 胃俞
另外再加上刮拭中脘（見 057 頁）、足三里（見 059 頁）效果會更佳。

肝俞　疏肝理氣、行氣止痛

定位▶ 在背部，當第九胸椎棘突下，後正中線旁開 1.5 寸。

刮痧▶ 用面刮法從上向下、由輕漸重刮拭肝俞穴，以局部皮膚出現潮紅出痧為度。

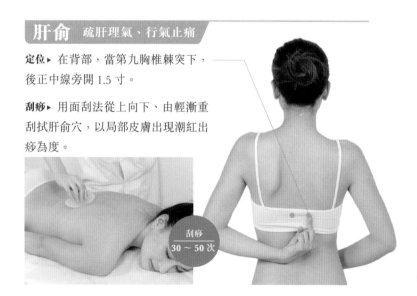

刮痧
30 ～ 50 次

脾俞　健脾和胃、利濕升清

定位▶ 在背部，當第十一胸椎棘突下，後正中線旁開 1.5 寸。

刮痧▶ 用面刮法由上至下、由輕漸重刮拭脾俞穴，速度均勻，至皮膚出痧為止。

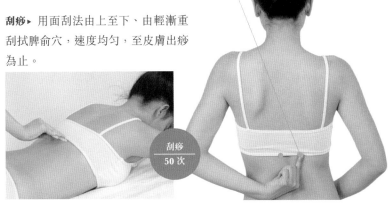

刮痧
50 次

胃俞　健脾和胃、理中降逆

定位▶ 在背部，當第十二胸椎棘突下，後正中線旁開 1.5 寸。

刮痧▶ 用面刮法由上至下、由輕漸重刮拭胃俞穴，速度均勻，至皮膚出痧為止。

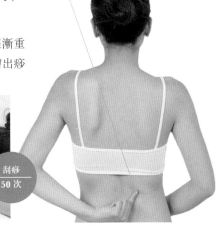

刮痧
50 次

痢疾

痢疾，中醫又稱為腸澼、滯下，為急性腸道傳染病之一。痢疾一般起病急，臨床表現為腹痛、腹瀉、裏急後重、排膿血便，伴全身中毒等症狀。若發生驚厥、嘔吐，多為疫毒痢。中醫認為，此病多由濕熱之邪內傷脾胃，致脾失健運，胃失消導，更挾積滯，醞釀腸道而成。

特效穴位　1. 天樞　2. 曲澤　3. 足三里
另外再加上刮拭委中（見 153 頁）效果會更佳。

天樞　通利水道、燥化脾濕

定位▶ 在腹中部，橫平臍中，前正中線旁開 2 寸。

刮痧▶ 用角刮法由上至下、由輕漸重刮拭天樞穴，以皮膚發熱為度。

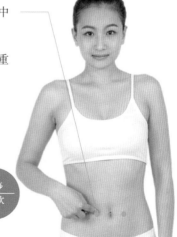

刮痧
30次

曲澤 和胃降逆、清熱解毒

定位▶ 在肘橫紋中,當肱二頭肌腱的尺側緣。

刮痧▶ 用面刮法由上至下稍用力刮拭曲澤穴,速度均勻,以出痧為度。

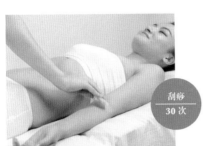

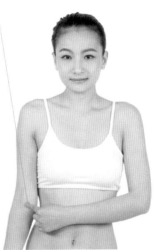

刮痧
30次

足三里 調理脾胃、補中益氣

定位▶ 在小腿前外側,當犢鼻下3寸,距脛骨前緣一橫指(中指)。

刮痧▶ 用角刮法由上至下刮拭足三里穴,力度微重,以出痧為度。

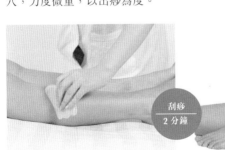

刮痧
2分鐘

腹脹

　　腹脹是一種常見的消化系統症狀，引起腹脹的原因主要是有胃腸道脹氣、各種原因所致的腹水、腹腔腫瘤等。正常人胃腸道內可小量氣體，約 150 毫升，當嚥入胃內空氣過多或因消化吸收功能不良時，胃腸道內產氣過多，而腸道內的氣體又不能從肛門排出體外時，則可導致腹脹。

特效穴位　1. 大椎　2. 天樞　3. 胃俞
另外再加上刮拭大腸俞（見 071 頁）效果會更佳。

大椎　活血通絡、解表通陽

定位▶ 在後正中線上，第七頸椎棘突下凹陷中。

刮痧▶ 用刮痧板角部刮拭大椎穴，力度適中，速度均勻，以潮紅出痧為度。

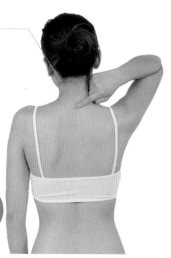

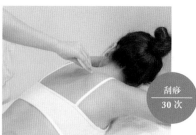

刮痧
30 次

天樞 通利水道、燥化脾濕

定位▶ 在腹中部，橫平臍中，前正中線旁開 2 寸。

刮痧▶ 用角刮法由上至下、由輕漸重刮拭天樞穴，以皮膚發熱為度。

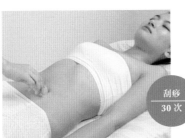

刮痧
30 次

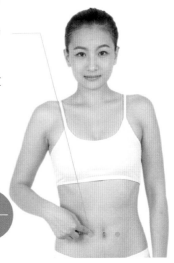

胃俞 和胃健脾、理氣寬中

定位▶ 在背部，當第十二胸椎棘突下，後正中線旁開 1.5 寸。

刮痧▶ 用面刮法由上至下、由輕漸重刮拭胃俞穴，至皮膚出痧為止。

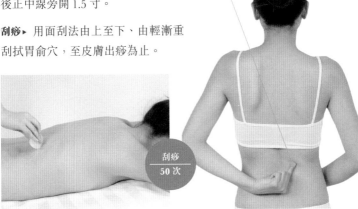

刮痧
50 次

腹瀉

腹瀉是大腸疾病最常見的一種症狀，是指排便次數明顯超過日常習慣的排便次數，糞質稀薄，水份增多，每日排便總量超過 200 克。正常人每天只需排便一次，且大便成形，顏色呈黃褐色。腹瀉主要分為急性與慢性，急性腹瀉發病時期為一至兩個星期，但慢性腹瀉發病時期則在 2 個月以上，多由肛腸疾病所引起。

特效穴位 　1. 天突　2. 中脘　3. 建里
另外再加上刮拭氣海（見 055 頁）、天樞（見 057 頁）效果會更佳。

天突　理氣、降逆、和胃

定位▶ 在頸部，當前正中線上，胸骨上窩中央。

刮痧▶ 以刮痧板角部為着力點刮拭頸部天突穴，力度適中，可不出痧。

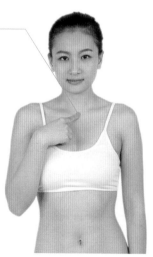

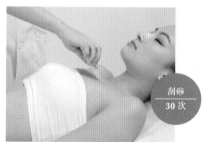

刮痧
30 次

中脘　和胃健脾、降逆利水

定位▸ 在上腹部，前正中線上，當臍中上 4 寸。

刮痧▸ 以刮痧板角部為着力點刮拭中脘穴，力度適中，速度均勻，以皮膚出現紅暈為度。

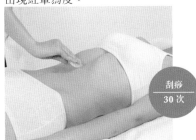

刮痧
30 次

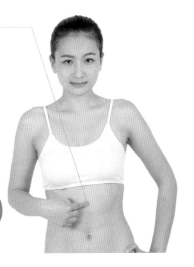

建里　調理脾胃、消積化滯

定位▸ 在上腹部，前正中線上，當臍中上 3 寸。

刮痧▸ 用角刮法刮拭建里穴，力度適中，可不出痧。

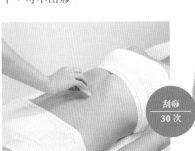

刮痧
30 次

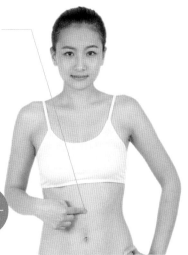

便秘

便秘是臨床常見的複雜症狀，主要是指排便次數減少、糞便量減少、糞便乾結、排便費力等。引起功能性便秘的原因有：飲食不當，如飲水過少或進食含纖維素的食物過少；生活壓力過大，精神緊張；濫用瀉藥，對藥物產生依賴形成便秘；結腸運動功能紊亂；年老體虛，排便無力等。

特效穴位　1. 天樞　2. 脾俞　3. 大腸俞
另外再加上刮拭中脘（見 057 頁）、足三里（見 059 頁）效果會更佳。

天樞　通利水道、燥化脾濕

定位▶ 在腹中部，橫平臍中，前正中線旁開 2 寸。

刮痧▶ 用角刮法由上至下、由輕漸重刮拭天樞穴，以皮膚發熱為度。

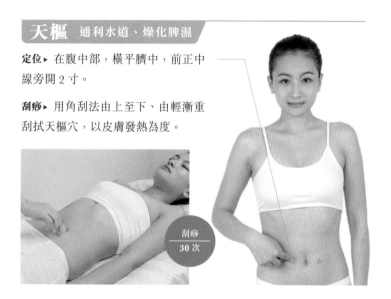

刮痧
30 次

脾俞 健脾和胃、利濕升清

定位▸ 在背部，當第十一胸椎棘突下，後正中線旁開 1.5 寸。

刮痧▸ 用面刮法由上至下、由輕漸重刮拭脾俞穴，至皮膚出痧為止。

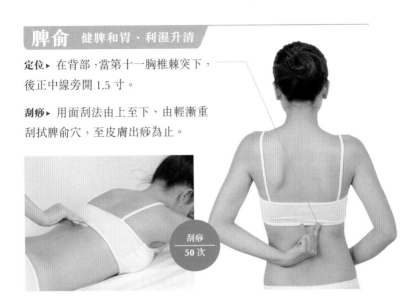

刮痧
50 次

大腸俞 理氣降逆、調和腸胃

定位▸ 在腰部，當第四腰椎棘突下，後正中線旁開 1.5 寸。

刮痧▸ 用面刮法刮拭大腸俞穴，力度略重，以皮膚出現潮紅為度。

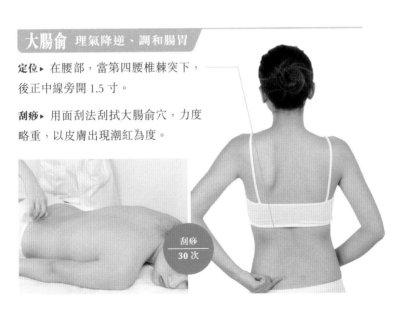

刮痧
30 次

膽結石

膽結石是指發生在膽囊內的結石所引起的疾病，是一種常見病。發病率隨年齡增長逐漸升高，且女性明顯多於男性。隨着生活水平的提高、飲食習慣的改變、衛生條件的改善，我國的膽石症已由以膽管的膽色素結石為主，逐漸轉變為以膽囊膽固醇結石為主。

特效穴位 1. 膻中　2. 中脘　3. 期門
另外再加上刮拭曲泉（見085頁）、日月（213頁）效果會更佳。

膻中　利上焦、寬胸膈

定位▶ 在胸部，當前正中線上，平第四肋間，兩乳頭連線的中點。

刮痧▶ 用角刮法刮拭膻中穴，力度適中，速度均勻，可不出痧。

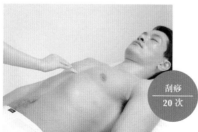

刮痧
20 次

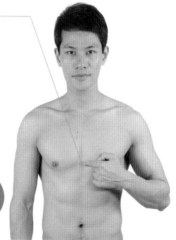

中脘　和胃健脾、降逆利水

定位▶ 在上腹部，前正中線上，當臍中上 4 寸。

刮痧▶ 用角刮法由上至下輕柔刮拭中脘穴，以皮膚出現紅暈為度。

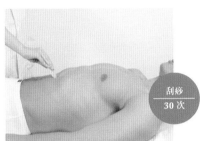

刮痧
30 次

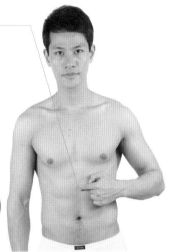

期門　疏肝利膽、理氣活血

定位▶ 在胸部，當乳頭直下，第六肋間隙，前正中線旁開 4 寸。

刮痧▶ 用平刮法從上向下、由輕漸重刮拭期門穴，速度均勻，可不出痧。

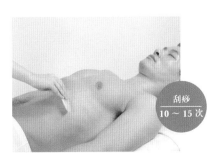

刮痧
10 ～ 15 次

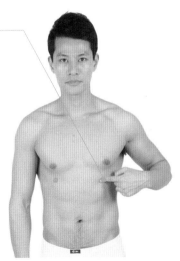

痔瘡

痔瘡又稱痔核，是肛門科最常見的疾病。臨床上分為三種類型：位於齒線以上的為內痔，在肛門齒線外的為外痔，二者混合存在的稱混合痔。外痔主要表現為外痔感染發炎或形成血栓外痔時，有局部腫痛。內痔主要表現為便後帶血，重者有不同程度貧血。中醫認為本病多由大腸素積濕熱，或過食炙烤辛辣之物所致。

特效穴位　1. 百會　2. 腎俞　3. 大腸俞
另外再加上刮拭孔最（見 027 頁）、足三里（見 059 頁）效果會更佳。

百會　升陽舉陷、益氣固脫

定位▶ 在頭部，當前髮際正中直上 5 寸，或兩耳尖連線的中點處。

刮痧▶ 用刮痧板角部刮拭百會穴，力度輕柔，以皮膚出現潮紅為度。

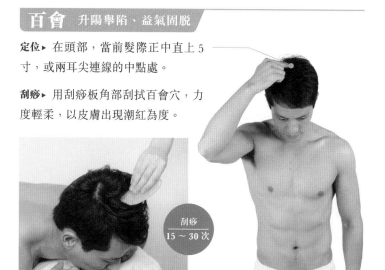

刮痧
15 ～ 30 次

腎俞　調補腎氣、強健腰脊

定位▶ 在腰部，當第二腰椎棘突下，後正中線旁開 1.5 寸。

刮痧▶ 用刮痧板從上到下、由輕漸重刮拭腎俞穴，以出痧為度。

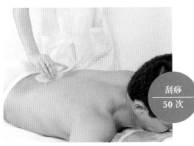

刮痧
50 次

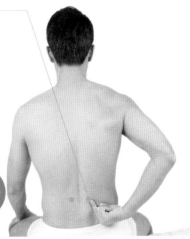

大腸俞　理氣降逆、調和腸胃

定位▶ 在腰部，當第四腰椎棘突下，後正中線旁開 1.5 寸。

刮痧▶ 用面刮法刮拭大腸俞穴，力度適中，以皮膚出現潮紅為度。

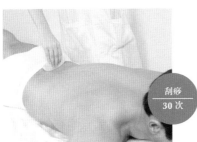

刮痧
30 次

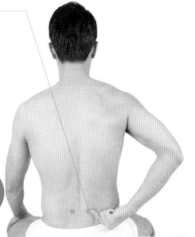

急性腸炎

急性腸炎是消化系統疾病中較為常見的疾病，多是由細菌、病毒、真菌和寄生蟲等引起的小腸炎和結腸炎。臨床表現為發熱、腹痛、腹瀉、腹脹，伴有不同程度噁心、嘔吐，糞便為黃色水樣便，四肢無力，嚴重者可導致身體脫水，甚至發生休克。急性腸炎屬於中醫「腹痛」「嘔吐」「腹瀉」等病症範疇。

特效穴位　　1. 關元　2. 內關　3. 足三里
另外再加上刮拭天樞（見 057 頁）效果會更佳。

關元　補腎培元、溫陽固脫

定位▶ 在下腹部，前正中線上，當臍中下 3 寸。

刮痧▶ 以刮痧板角部為着力點刮拭關元穴，力度適中，以皮膚發熱為度。

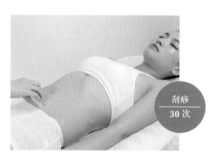

刮痧
30 次

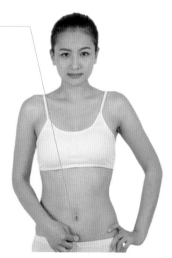

內關　寧心安神、理氣止痛

定位▸ 在前臂掌側，當曲澤與大陵的連線上，腕橫紋上 2 寸，掌長肌腱與橈側腕屈肌腱之間。

刮痧▸ 用角刮法刮拭內關穴，力度適中，以皮膚潮紅發熱為度。

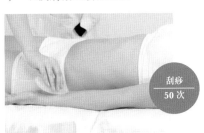

刮痧
50 次

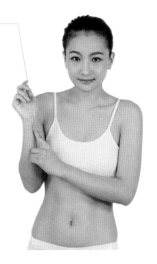

足三里　生發胃氣、燥化脾濕

定位▸ 在小腿前外側，當犢鼻下 3 寸，距脛骨前緣一橫指（中指）。

刮痧▸ 用角刮法重刮足三里穴，力度適中，以皮膚潮紅出痧為度。

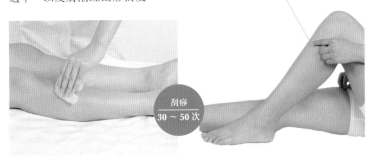

刮痧
30 ～ 50 次

慢性胃炎

慢性胃炎是指不同病因引起的胃黏膜的慢性炎症或萎縮性病變,其實質是胃黏膜上皮遭受反覆損害後,由於黏膜特異的再生能力,以致黏膜發生改變,且最終導致不可逆的固有胃腺體的萎縮,甚至消失。本病十分常見,一般男性多於女性,發病率隨年齡增長逐漸增高。在臨床上,病人常無症狀或有程度不同的消化不良症狀如上腹隱痛、食慾減退、餐後飽脹等。

特效穴位　1. 中脘　2. 足三里　3. 脾俞
另外再加上刮拭胃俞(見056頁)效果會更佳。

中脘　健脾和胃、降逆利水

定位▶ 在上腹部,前正中線上,當臍中上4寸。

刮痧▶ 以刮痧板角部為着力點刮拭中脘穴,力度適中,速度均勻,以皮膚出現紅暈為度。

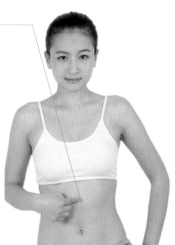

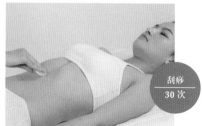

刮痧
30次

足三里 生發胃氣、燥化脾濕

定位▶ 在小腿前外側，當犢鼻下 3 寸，距脛骨前緣一橫指（中指）。

刮痧▶ 用面刮法從膝蓋刮至外踝尖，重刮足三里穴，速度均勻，以局部皮膚出痧為度。

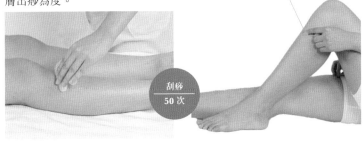

刮痧
50 次

脾俞 調理脾胃、通經活絡

定位▶ 在背部，當第十一胸椎棘突下，後正中線旁開 1.5 寸。

刮痧▶ 用面刮法稍用力從上往下刮拭脾俞穴，速度均勻，至皮膚出現片狀痧痕為止。

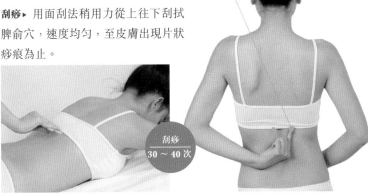

刮痧
30 ～ 40 次

⑥ 泌尿生殖系統疾病

尿道炎

尿道炎是由於尿道損傷、尿道內異物、尿道梗阻、鄰近器官出現炎症或性生活不潔等原因引起的尿道細菌感染。因女性尿道短、直，所以多見於女性患者。患有尿道炎的人常會有尿頻、尿急，排尿時有燒灼感以至排尿困難症狀，有的人還有較多尿道分泌物，這些分泌物往往在一開始為黏液性，後來逐漸變為膿性。

特效穴位
1. 腎俞　2. 膀胱俞　3. 次髎
另外再加上刮拭水道（見087頁）、中極（見087頁）效果會更佳。

腎俞　調補腎氣、通利水道

定位▶ 在腰部，當第二腰椎棘突下，後正中線旁開 1.5 寸。

刮痧▶ 用面刮法由上至下、由輕漸重刮拭腎俞穴，以皮膚出現紅暈為度。

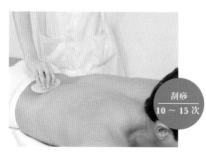

刮痧
10～15次

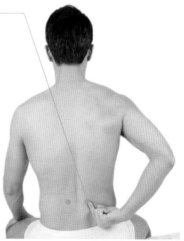

膀胱俞 通利膀胱、強健腰脊

定位▶ 在骶部,當骶正中嵴旁 1.5 寸,平第二骶後孔。

刮痧▶ 用角刮法從上往下輕柔刮拭膀胱俞穴,力度適中,以皮膚出痧為度。

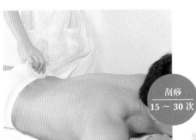

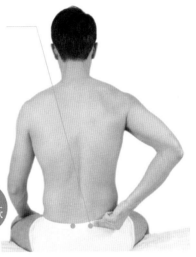

刮痧
15 ～ 30 次

次髎 補益下焦、強腰利濕

定位▶ 在骶部,當髂後上棘內下方,適對第二骶後孔處。

刮痧▶ 用面刮法刮拭次髎穴,由上至下刮拭次髎穴,力度適中,以潮紅出痧為度。

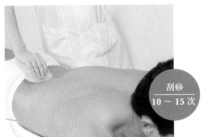

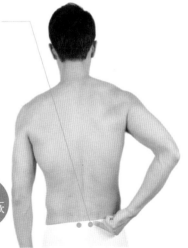

刮痧
10 ～ 15 次

慢性腎炎

慢性腎炎是一種以慢性腎小球病變為主的腎小球疾病，也是一種常見的慢性腎臟疾病。此病潛伏時間長，病情發展緩慢，它可發生於任何年齡，但以青、中年男性為主，病程長達一年以上。慢性腎炎的症狀各異，大部份患者有明顯血尿、水腫、高血壓症狀，並伴有全身乏力、食慾不振、腹脹、貧血等不適。

特效穴位　1. 水分　2. 肓俞　3. 中極
另外再加上刮拭命門（見 084 頁）效果會更佳。

水分　通調水道、理氣止痛

定位▶ 在上腹部，前正中線上，當臍中上 1 寸。

刮痧▶ 用刮痧板角部刮拭水分穴，力度適中，以皮膚出現潮紅為度。

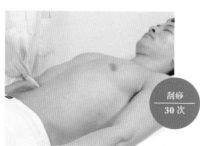

刮痧
30 次

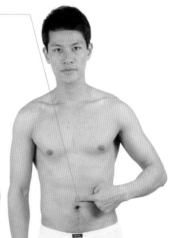

肓俞 理氣止痛、溫中利尿

定位▶ 在腹中部，橫平臍中，前正中線旁開 0.5 寸。

刮痧▶ 用刮痧板角部刮拭肓俞穴，力度適中，以出痧為度。

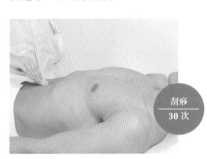

刮痧
30 次

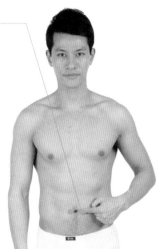

中極 補腎氣、利膀胱

定位▶ 在下腹部，前正中線上，當臍中下 4 寸。

刮痧▶ 用角刮法刮拭中極穴，力度由輕漸重，以皮膚出現潮紅為度。

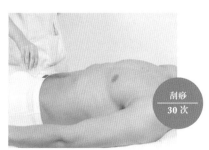

刮痧
30 次

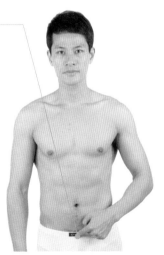

前列腺炎

　　前列腺炎是現在社會上成年男性常見病之一，是由多種複雜原因引起的前列腺的炎症。前列腺炎的臨床表現多樣化，以尿道刺激症狀和慢性盆腔疼痛為其主要表現。其中尿道症狀為尿急、尿頻、排尿時有燒灼感、排尿疼痛，可伴有排尿終末血尿或尿道膿性分泌物等。

特效穴位　1. 命門　2. 中極　3. 曲泉
另外再加上刮拭三陰交（見 040 頁）效果會更佳。

命門　固本培元、強健腰膝

定位▸ 在腰部，當後正中線上，第二腰椎棘突下凹陷中。

刮痧▸ 用角刮法刮拭命門穴，力度略輕柔，速度均勻，以皮膚潮紅為度，可不出痧。

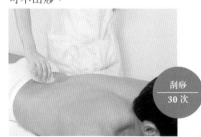

刮痧
30 次

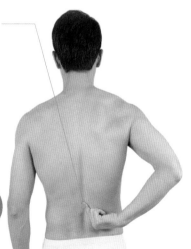

中極　補腎氣、利膀胱

定位▸ 在下腹部，前正中線上，當臍中下 4 寸。

刮痧▸ 用角刮法刮拭中極穴，力度微重，以皮膚出現潮紅為度。

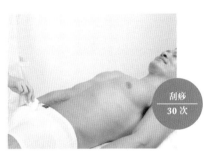

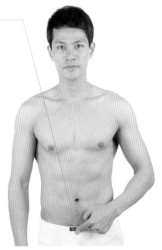

刮痧
30 次

曲泉　清利濕熱、通調下焦

定位▸ 在膝內側，屈膝，當膝關節內側面橫紋內側端，股骨內側髁的後緣，半腱肌、半膜肌止端的前緣凹陷處。

刮痧▸ 用面刮法刮拭曲泉穴，力度稍重，以出痧為度。

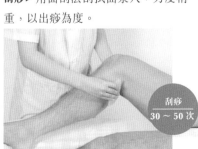

刮痧
30 ～ 50 次

膀胱炎

膀胱炎是泌尿系統最常見的疾病，多見於女性。膀胱炎大多是由於細菌感染所引起，過於勞累、受涼、長時間憋尿、性生活不潔也容易發病。初起表現症狀輕微，僅有膀胱刺激症狀，如尿頻、尿急、尿痛、膿尿、血尿等，經治療，病情會很快痊癒。膀胱炎分為急性與慢性兩種，兩者可互相轉化。

特效穴位　1. 氣海　2. 中極　3. 水道
另外再加上刮拭膀胱俞（見 081 頁）效果會更佳。

氣海　益氣助陽、調經固經

定位▸ 在下腹部，前正中線上，當臍中下 1.5 寸。

刮痧▸ 用角刮法刮拭腹部氣海穴，力度微重，以潮紅發熱為度。

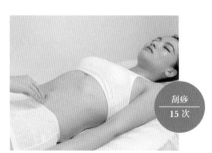

刮痧
15 次

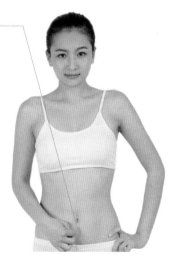

中極 補腎氣、利膀胱

定位▸ 在下腹部，前正中線上，當臍中下 4 寸。

刮痧▸ 用面刮法稍用力刮拭中極穴，速度均勻，以皮膚潮紅出痧為度。

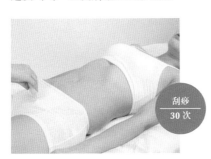
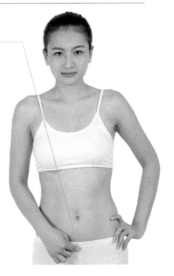

刮痧
30 次

水道 清濕熱、利膀胱

定位▸ 在下腹部，當臍中下 3 寸，距前正中線 2 寸。

刮痧▸ 用刮痧板面側刮拭水道穴，由上到下，力度適中，可不出痧。

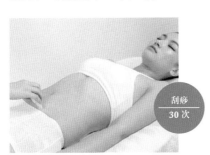
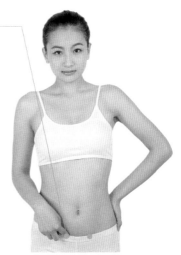

刮痧
30 次

早洩

早洩是指性交時間極短，或陰莖插入陰道就射精，隨後陰莖即疲軟，不能正常進行性交的一種病症，是一種最常見的男性性功能障礙。中醫認為多由於房勞過度或頻繁手淫，導致腎精虧耗，腎陰不足，相火偏亢，或體虛羸弱，虛損遺精日久，腎氣不固，導致腎陰陽俱虛所致。

特效穴位　1. 命門　2. 腎俞　3. 膀胱俞
另外再加上刮拭三陰交（見 040 頁）、關元（見076 頁）效果會更佳。

命門　培元補腎、強健腰脊

定位▶ 在腰部，當後正中線上，第二腰椎棘突下凹陷中。

刮痧▶ 用面刮法稍用力刮拭命門穴，速度均勻，以出痧為度。

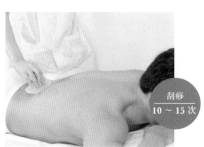

刮痧
10 ～ 15 次

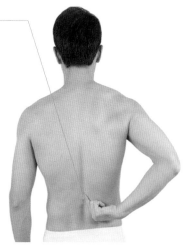

腎俞　益腎助陽、強腰利水

定位▶ 在腰部，當第二腰椎棘突下，後正中線旁開 1.5 寸。

刮痧▶ 用面刮法由上至下稍用力刮拭腎俞穴，以皮膚出現紅暈為度。

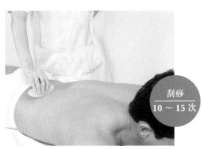

刮痧
10 ～ 15 次

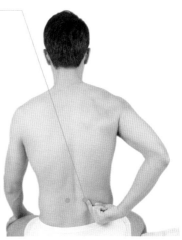

膀胱俞　利腰腿、通經絡

定位▶ 在骶部，當骶正中嵴旁 1.5 寸，平第二骶後孔。

刮痧▶ 用面刮法從上往下稍用力刮拭膀胱俞穴，力度適中，以出痧為度。

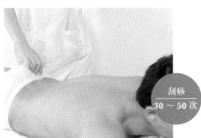

刮痧
30 ～ 50 次

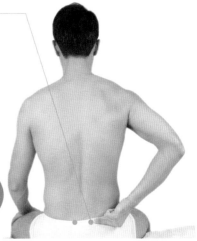

陽痿

　　陽痿即勃起功能障礙，是指在企圖性交時，陰莖勃起硬度不足以插入陰道，或陰莖勃起硬度維持時間不足以完成滿意的性生活。男性勃起是一個複雜的過程，與大腦、激素、情感、神經、肌肉和血管等都有關聯。前面一個或多個原因都有可能導致男性勃起功能障礙。

特效穴位 1. 百會　2. 關元　3. 足三里
另外再加上刮拭陰陵泉（見043頁）、腎俞（見075頁）效果會更佳。

百會　升陽舉陷、回陽固脫

定位▸ 在頭部，當前髮際正中直上5寸，或兩耳尖連線的中點處。

刮痧▸ 用刮痧板角部自百會穴向四周呈放射性刮拭，力度適中，速度均勻。

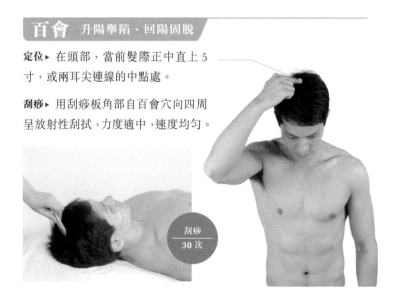

刮痧
30次

關元 補腎培元、溫陽固脫

定位▸ 在下腹部，前正中線上，當臍中下 3 寸。

刮痧▸ 以刮痧板角部為着力點刮拭關元穴，以皮膚發熱為度。

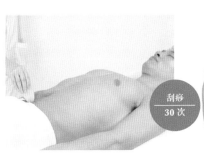

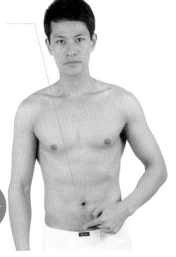

刮痧
30 次

足三里 扶正培元、通經活絡

定位▸ 在小腿前外側，當犢鼻下 3 寸，距脛骨前緣一橫指（中指）。

刮痧▸ 先用面刮法刮拭足三里穴，再用刮痧板的稜角點揉穴位。

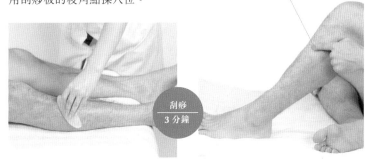

刮痧
3 分鐘

遺精

遺精是指無性交而精液自行外洩的一種男性疾病。睡眠時精液外洩者為夢遺，清醒時精液外洩者為滑精，無論是夢遺還是滑精都統稱為遺精。一般成人男性遺精一週不超過一次屬正常的生理現象。如果一週數次或一日數次，並伴有精神萎靡、腰痠腿軟、心慌氣喘，則屬於病理性遺精。

| **特效穴位** | 1. 關元　2. 神門　3. 三陰交
另外再加上刮拭腎俞（見 075 頁）、太溪（見 151 頁）效果會更佳。 |

關元 　補腎培元、調經固精

定位▸ 在下腹部，前正中線上，當臍中下 3 寸。

刮痧▸ 用刮痧板角部刮拭關元穴，力度適中，以皮膚出現紅暈為度。

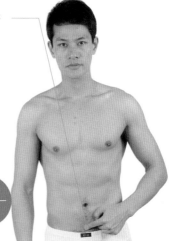

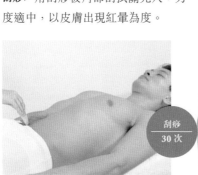

刮痧
30 次

神門　益心安神、通經活絡

定位▸ 在腕部，腕掌側橫紋尺側端，尺側腕屈肌腱的橈側凹陷處。

刮痧▸ 用角刮法刮拭腕部神門穴，力度適中，以皮膚潮紅為度。

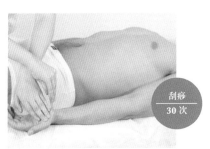

刮痧
30 次

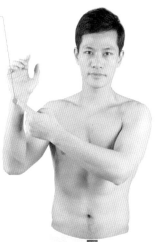

三陰交　調補肝腎、行氣活血

定位▸ 在小腿內側，當足內踝尖上 3 寸，脛骨內側緣後方。

刮痧▸ 用角刮法重刮三陰交穴，以出痧為度。

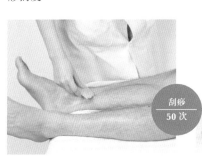

刮痧
50 次

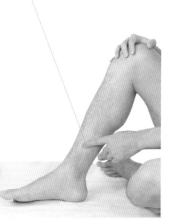

陰囊潮濕

陰囊潮濕指由於脾虛腎虛、藥物過敏、缺乏維生素、真菌滋生等原因引起的男性陰囊糜爛、潮濕、瘙癢等症狀，是一種男性特有的皮膚病。可分為急性期、亞急性期、慢性期三個過程。中醫認為，風邪、濕邪、熱邪、血虛、蟲淫等為致病的主要原因。

特效穴位　1.肺俞　2.心俞　3.肝俞
另外再加上刮拭曲池（見 039 頁）、腎俞（見 075 頁）、命門（見 084 頁）效果會更佳。

肺俞　宣肺理氣、降逆除濕

定位▸ 在背部，當第三胸椎棘突下，後正中線旁開 1.5 寸。

刮痧▸ 用面刮法自上而下輕柔刮拭肺俞穴，以出痧為度。

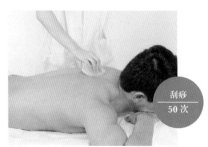

刮痧
50 次

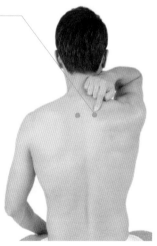

心俞 散熱降火、活血止痛

定位▸ 在背部，當第五胸椎棘突下，後正中線旁開 1.5 寸。

刮痧▸ 用面刮法自上而下沿膀胱經刮拭心俞穴，力度略重，以出痧為度。

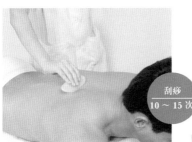

刮痧
10 ～ 15 次

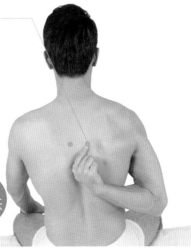

肝俞 疏肝解鬱、散結止痛

定位▸ 在背部，當第九胸椎棘突下，後正中線旁開 1.5 寸。

刮痧▸ 用面刮法從上向下、由輕漸重刮拭肝俞穴，以出痧為度。

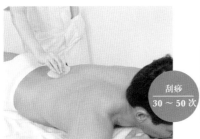

刮痧
30 ～ 50 次

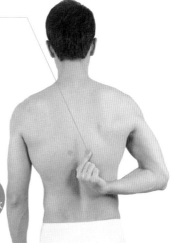

性冷淡

　　性冷淡是指由於疾病、精神、年齡等因素導致的性慾缺乏，即對性生活缺乏興趣。性冷淡的生理症狀主要體現在：性愛撫無反應或快感反應不足；無性愛快感或快感不足、遲鈍，缺乏性高潮；性器官發育不良或性器官萎縮、老化、細胞缺水、活性不足等。心理症狀主要是對性愛恐懼、厭惡及心理抵觸等。

特效穴位　1. 腎俞　2. 會陽　3. 三陰交
另外再加上刮拭命門（見 084 頁）效果會更佳。

腎俞　調腎氣、強腰脊

定位▶ 在腰部，當第二腰椎棘突下，後正中線旁開 1.5 寸。

刮痧▶ 用面刮法由上至下、由輕漸重刮拭腎俞穴，以皮膚出現紅暈為度。

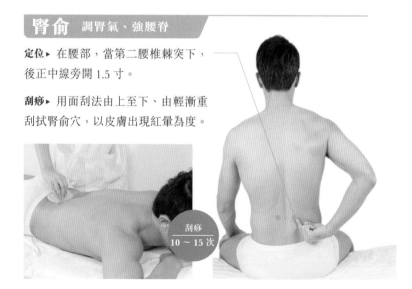

刮痧
10 ～ 15 次

會陽　清熱利濕、益腎固帶

定位▶ 在骶部，尾骨端旁開 0.5 寸。

刮痧▶ 用角刮法刮拭會陽穴，力度適中，速度均勻，至皮下紫色痧斑、痧痕形成為止。

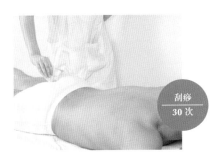

刮痧
30 次

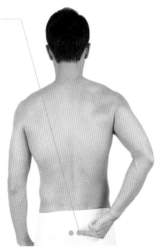

三陰交　調補肝腎、行氣活血

定位▶ 在小腿內側，當足內踝尖上 3 寸，脛骨內側緣後方。

刮痧▶ 用角刮法重刮三陰交穴，速度均勻，以出痧為度。

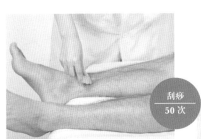

刮痧
50 次

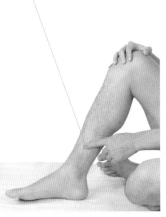

不育症

男性生育的基本條件是要具有正常的性功能和能與卵子結合的正常精子。不育症指正常育齡夫婦婚後有正常性生活，長期不避孕，卻未生育。在已婚夫婦中發生不育者約有 15%，其中單純女性因素約為 50%，單純男性約為 30%。男性不肯多由於男性內分泌疾病、生殖道感染、男性性功能障礙等引起。

特效穴位　1. 脾俞　2. 命門　3. 三陰交
另外再加上刮拭腎俞（見 075 頁）效果會更佳。

脾俞　健脾和胃、利濕升清

定位▶ 在背部，當第十一胸椎棘突下，後正中線旁開 1.5 寸。

刮痧▶ 用面刮法由上至下、由輕漸重刮拭脾俞穴，以出痧為度。

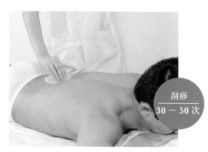

刮痧
30 ～ 50 次

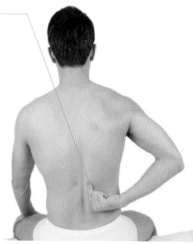

命門 固本培元、強健腰膝

定位▶ 在腰部，當後正中線上，第二腰椎棘突下凹陷中。

刮痧▶ 用面刮法由上至下、由輕漸重刮拭命門穴，以出痧為度。

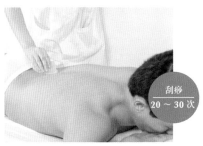

刮痧
20 ～ 30 次

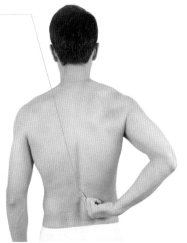

三陰交 健脾和胃、調補肝腎

定位▶ 在小腿內側，當足內踝尖上 3 寸，脛骨內側緣後方。

刮痧▶ 用角刮法重刮三陰交穴，以出痧為度。

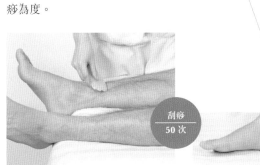

刮痧
50 次

尿瀦留

　　尿瀦留是膀胱內積有大量尿液而不能排出的一種疾病，分為急性尿瀦留和慢性尿瀦留。前者表現為急性發生的膀胱脹滿而無法排尿，常常是有明顯尿意而不能排出引起疼痛，使患者焦慮不適。後者是由於持久而嚴重的梗阻病變引起的排尿困難，表現為尿頻、有尿不盡感，下腹脹滿不適，可出現充溢性尿失禁。建議及時尋求專業醫生的幫助，將刮痧作為輔助治療手段。

特效穴位　1. 關元　2. 陰陵泉　3. 三陰交
另外再加上刮拭膀胱俞（見081頁）效果會更佳。

關元　培補元氣、導赤通淋

定位▶ 在下腹部，前正中線上，當臍中下3寸。

刮痧▶ 以刮痧板角部為着力點刮拭關元穴，以皮膚發熱為度。

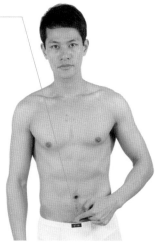

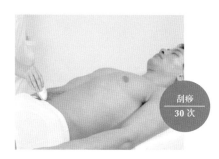

刮痧
30次

陰陵泉 健脾利水、通利三焦

定位▶ 在小腿內側，當脛骨內側髁後下方凹陷處。

刮痧▶ 用角刮法從上往下刮拭陰陵泉穴，力度適中，以出痧為度。

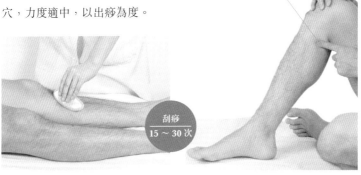

刮痧
15～30次

三陰交 健脾和胃、調補肝腎

定位▶ 在小腿內側，位於足內踝尖上3寸，脛骨內側緣後方。

刮痧▶ 用角刮法重刮三陰交穴，速度均勻，以出痧為度。

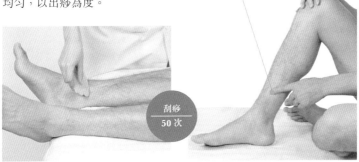

刮痧
50次

尿失禁

　　尿失禁是由於膀胱括約肌損傷或神經功能障礙而喪失排尿自控能力，使尿液不自主地流出的一種疾病。此病可發生在任何年齡，尤其是女性及老年人，在臨床上主要表現為咳嗽、打噴嚏、上樓梯或跑步時，即有尿液自尿道流出。本病常被稱為「不致命的社交癌」。

特效穴位　　1. 關元　2. 陰陵泉　3. 三陰交
另外再加上刮拭腎俞（見 075 頁）效果會更佳。

關元　補腎培元、溫陽固脫

定位▶ 在下腹部，前正中線上，當臍中下 3 寸。

刮痧▶ 用刮痧板角部刮拭關元穴，力度適中，以皮膚出現紅暈為度。

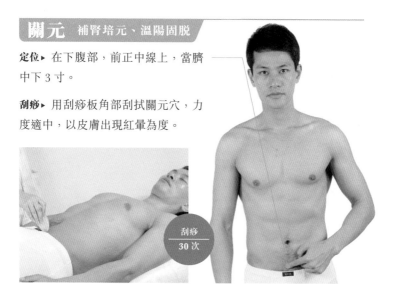

刮痧
30 次

陰陵泉 健脾利水、通利三焦

定位▶ 在小腿內側，當脛骨內側髁後下方凹陷處。

刮痧▶ 用角刮法從上往下稍用力刮拭陰陵泉穴，力度適中，以出痧為度。

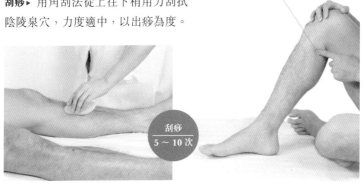

刮痧
5～10 次

三陰交 調補肝腎、行氣活血

定位▶ 在小腿內側，當足內踝尖上 3 寸，脛骨內側緣後方。

刮痧▶ 用角刮法重刮三陰交穴，速度均勻，以出痧為度。

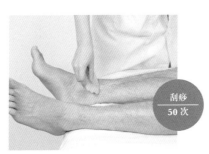

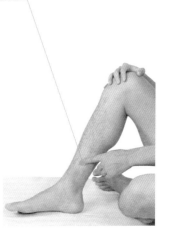

刮痧
50 次

內分泌及循環系統疾病

糖尿病

糖尿病是由於血中胰島素相對不足，導致血糖過高，出現糖尿，進而引起脂肪和蛋白質代謝紊亂的常見的內分泌代謝性疾病。臨床上可出現多尿、煩渴、多飲、多食、消瘦等表現，持續高血糖與長期代謝紊亂等症狀可導致眼、腎、心血管系統及神經系統的損害及其功能障礙或衰竭。

特效穴位 1. 大杼　2. 膀胱俞　3. 三陰交
另外再加上刮拭脾俞（見063頁）、太溪（見151頁）效果會更佳。

大杼　強筋骨、清邪熱

定位▶ 在背部，當第一胸椎棘突下，後正中線旁開 1.5 寸。

刮痧▶ 用面刮法由上至下、由輕漸重刮拭大杼穴，以皮膚出現紅暈為度。

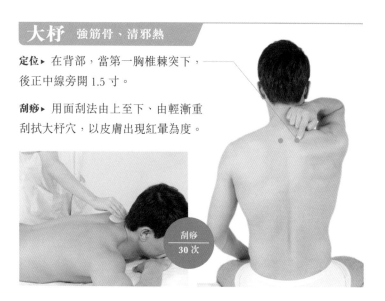

刮痧
30 次

膀胱俞 清熱利濕、通經活絡

定位▶ 在骶部，當骶正中崎旁 1.5 寸，平第二骶後孔。

刮痧▶ 用角刮法從上往下、由輕漸重刮拭膀胱俞穴，以出痧為度。

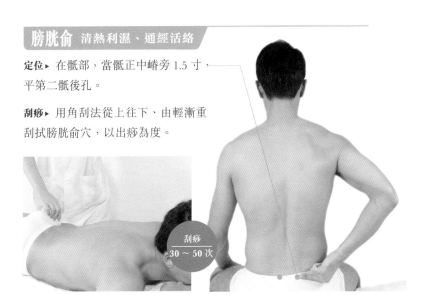

刮痧
30 ～ 50 次

三陰交 健脾和胃、調補肝腎

定位▶ 在小腿內側，當足內踝尖上 3 寸，脛骨內側緣後方。

刮痧▶ 用角刮法重刮三陰交穴，速度均勻，以出痧為度。

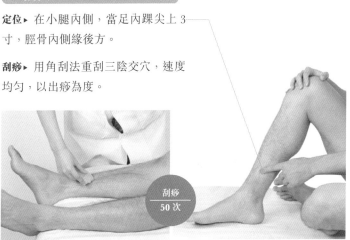

刮痧
50 次

高脂血症

血脂主要是指血清中的膽固醇和三酰甘油。無論是膽固醇含量增高，還是三酰甘油的含量增高，或是兩者皆增高，統稱為高脂血症。高脂血症可直接引起一些嚴重危害人體健康的疾病，如腦卒中（中風）、冠狀動脈粥樣硬化性心臟病（冠心病）、心肌梗死、猝死等，也是導致高血壓、糖耐量異常、糖尿病的一個重要危險因素。

特效穴位　1. 大椎　2. 心俞　3. 膈俞
另外再加上刮拭脾俞（見063頁）、關元（見076頁）效果會更佳。

大椎　清熱解表、補虛寧神

定位▶ 在後正中線上，第七頸椎棘突下凹陷中。

刮痧▶ 用角刮法由上至下輕柔刮拭大椎穴，速度均勻，以潮紅出痧為度。

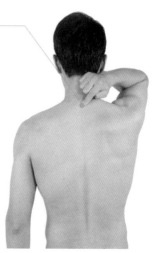

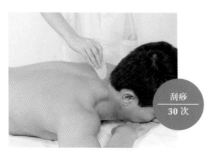

刮痧
30次

心俞　降心火、安神志

定位▶ 在背部，當第五胸椎棘突下，後正中線旁開 1.5 寸。

刮痧▶ 用角刮法刮拭心俞穴，力度略加重，速度均勻，至皮膚出痧為止。

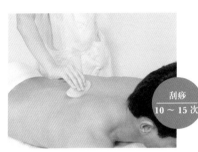

刮痧
10 ～ 15 次

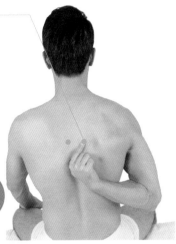

膈俞　散熱化血、祛濕止痛

定位▶ 在背部，當第七胸椎棘突下，後正中線旁開 1.5 寸。

刮痧▶ 用面刮法由上向下、由輕漸重刮拭膈俞穴，以皮膚潮紅發熱為度。

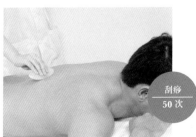

刮痧
50 次

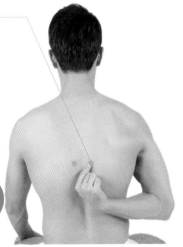

甲亢

甲亢全稱甲狀腺功能亢進，俗稱「大脖子病」。由於甲狀腺激素分泌增多，造成身體機能各系統的興奮和代謝亢進。主要臨床表現為多食、消瘦、畏熱、好動、多汗、失眠、激動、易怒等。由於神經和循環系統的興奮，還會出現不同程度的甲狀腺腫大和眼凸、手顫等。

特效穴位　　1. 風池　2. 風門　3. 天突
　　　　　　　另外再加上刮拭風府（見049頁）效果會更佳。

風池　平肝熄風、疏風清熱

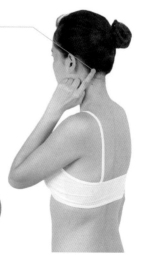

定位▶ 在項部，當枕骨之下，與風府相平，胸鎖乳突肌與斜方肌上端之間的凹陷處。

刮痧▶ 用角刮法由上向下輕柔刮拭風池穴，速度均勻，反覆刮至出痧為止。

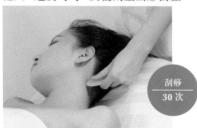

刮痧
30次

風門　宣肺解表、益氣固表

定位▸ 在背部，當第二胸椎棘突下，後正中線旁開 1.5 寸。

刮痧▸ 用面刮法從上向下、由輕漸重刮拭風門穴，速度均勻，反覆刮拭，以局部出痧為度。

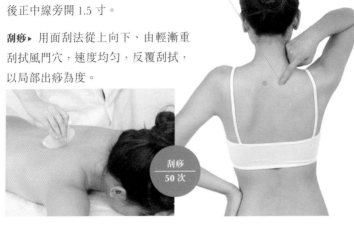

刮痧
50 次

天突　通利氣道、降痰宣肺

定位▸ 在頸部，當前正中線上，胸骨上窩中央。

刮痧▸ 用角刮法由上至下刮拭天突穴，速度均勻，以潮紅出痧為度。注意刮痧時避免壓迫氣管。

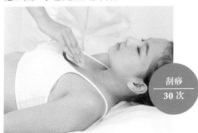

刮痧
30 次

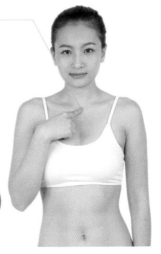

地方性甲狀腺腫大

地方性甲狀腺腫大是碘缺乏病的主要表現之一。碘是甲狀腺合成甲狀腺激素的重要原料之一，碘缺乏時合成甲狀腺激素不足，就會引起垂體分泌過量的促甲狀腺素，刺激甲狀腺增生肥大。甲狀腺長期在促甲狀腺素刺激下會出現增生或區域萎縮、出血、纖維化和鈣化，也可出現自主性功能增高。

特效穴位　　1. 合谷　2. 足三里　3. 豐隆
另外再加上刮拭大椎（見 017 頁）效果會更佳。

合谷　通經止痛、熄風開竅

定位▶ 在手背，第一、二掌骨間，當第二掌骨橈側的中點處。

刮痧▶ 用角刮法刮拭合谷穴，由輕漸重刮拭，速度均勻，以皮膚表面出現潮紅為度。

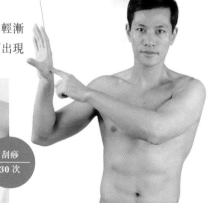

刮痧
30次

足三里 扶正培元、通經活絡

定位▸ 在小腿前外側，當犢鼻下 3 寸，距脛骨前緣一橫指（中指）。

刮痧▸ 用面刮法由上至下、由輕漸重刮拭足三里穴，速度均勻，以皮膚潮紅出痧為度。

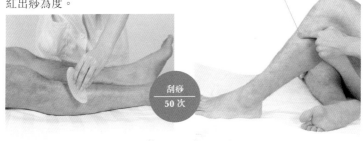

刮痧
50 次

豐隆 祛濕化痰、醒腦安神

定位▸ 在小腿前外側，當外踝尖上 8 寸，條口穴外側，距脛骨前緣二橫指（中指）。

刮痧▸ 用面刮法重刮豐隆穴，由上至下刮拭，速度均勻，可不出痧。

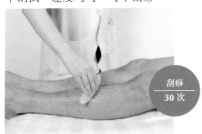

刮痧
30 次

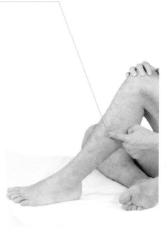

中暑

中暑指長時間在高溫和熱輻射的作用下，機體出現以體溫調節障礙，水、電解質代謝紊亂及神經系統與循環系統障礙為主要表現的急性疾病。主要症狀有頭痛、頭暈、口渴、多汗、發熱、噁心、嘔吐、胸悶、四肢無力發痠、脈搏細速、血壓下降，重症者有頭痛劇烈、昏厥、昏迷、痙攣等症狀。

特效穴位　1. 風府　2. 啞門　3. 內關
另外再加上刮拭合谷（見 031 頁）效果會更佳。

風府　清熱散風、通關開竅

定位▸ 在項部，當後髮際正中直上 1 寸，枕外隆凸直下，兩側斜方肌之間凹陷中。

刮痧▸ 用角刮法刮拭風府穴，力度適中，以皮膚出現紅暈為度。

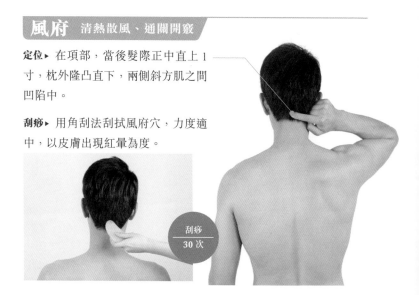

刮痧
30 次

啞門 疏風通絡、開竅醒腦

定位▸ 在項部，後髮際正中直上 0.5 寸，第一頸椎下。

刮痧▸ 用角刮法刮拭啞門穴，從上至下刮拭，力度適中，以皮膚發熱為度。

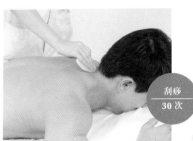

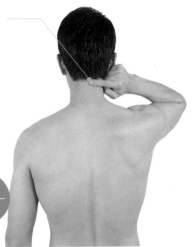

刮痧
30 次

內關 寧心安神、理氣止痛

定位▸ 在前臂掌側，當曲澤與大陵的連線上，腕橫紋上 2 寸，掌長肌腱與橈側腕屈肌腱之間。

刮痧▸ 用角刮法刮拭內關穴，力度適中，以皮膚出現潮紅為度。

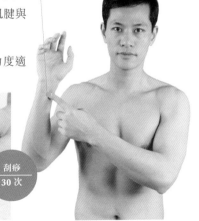

刮痧
30 次

水腫

水腫是指血管外的組織間隙中有過多的體液積聚，為臨床常見症狀之一。水腫是全身出現氣化功能障礙的一種表現，與肺、脾、腎、三焦密切相關。依據症狀表現不同而分為陽水、陰水二類，常見於腎炎、肺心病、肝硬化、營養障礙及內分泌失調等疾病。

特效穴位　1. 水分　2. 肓俞　3. 關元
另外再加上刮拭腎俞（見 075 頁）效果會更佳。

水分　通調水道、理氣止痛

定位▶ 在上腹部，前正中線上，當臍中上 1 寸。

刮痧▶ 用刮痧板角部刮拭水分穴，力度適中，稍出痧即可。

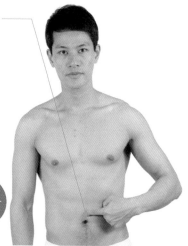

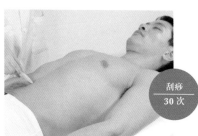

刮痧
30次

肓俞 調腸理氣、溫中利尿

定位▶ 在腹中部，橫平臍中，前正中線旁開 0.5 寸。

刮痧▶ 用刮痧板角部自上而下刮拭肓俞穴，力度適中，以皮膚潮紅稍出痧為度。

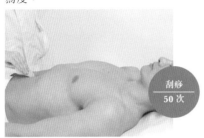

刮痧
50 次

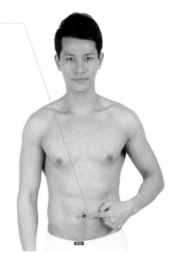

關元 固本培元、導赤通淋

定位▶ 在下腹部，前正中線上，當臍中下 3 寸。

刮痧▶ 用刮痧板角部自上而下刮拭關元穴，力度適中，以局部皮膚出現紅暈為度。

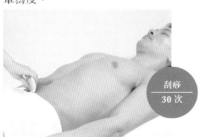

刮痧
30 次

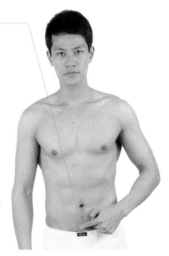

肥胖症

肥胖是指一定程度的明顯超重與脂肪層過厚，體內脂肪尤其是三酰甘油積聚過多而導致的一種狀態。肥胖嚴重者容易引起高血壓、心血管病、肝臟病變、腫瘤、睡眠呼吸暫停等一系列的問題。本症狀是由於食物攝入過多或機體代謝改變而導致體內脂肪積聚過多，造成體重過度增長。

特效穴位　　1. 腎俞　2. 膻中　3. 中脘
另外再加上刮拭天樞（見 057 頁）、關元（見 076 頁）效果會更佳。

腎俞　調補腎氣、強健腰脊

定位▶ 在腰部，當第二腰椎棘突下，後正中線旁開 1.5 寸。

刮痧▶ 用面刮法由內而外、由輕漸重刮拭腎俞穴，速度均勻，以皮膚潮紅出痧為度。

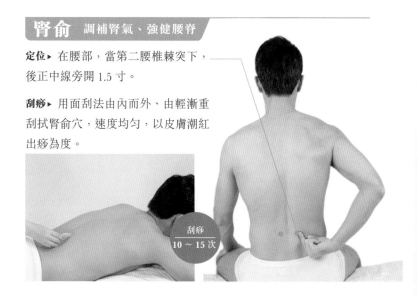

刮痧
10～15 次

膻中　利上焦、寬胸膈

定位▶ 在胸部，當前正中線上，平第四肋間，兩乳頭連線的中點。

刮痧▶ 用角刮法自上而下、輕輕刮拭膻中穴，速度均勻，以皮膚潮紅出痧為度。

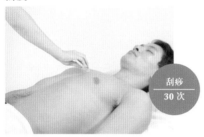

刮痧
30 次

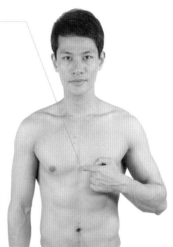

中脘　健脾和胃、降逆利水

定位▶ 在上腹部，前正中線上，當臍中上 4 寸。

刮痧▶ 用角刮法自上而下、由輕漸重刮拭中脘穴，速度均勻，以皮膚潮紅出痧為度。

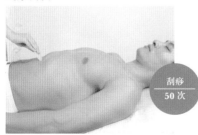

刮痧
50 次

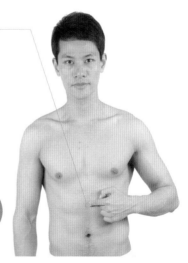

醉酒

醉酒實際就是急性酒精中毒，由於一次飲入過量的酒精或酒類飲料而導致中樞神經系統由興奮轉為抑制的狀態，並對肝、腎、胃、脾、心臟等人體重要臟器造成傷害，嚴重的可導致死亡，大多數成人致死量為純酒精250～500毫升。人的口腔黏膜、胃腸壁都有吸收酒精的能力。嚴重急性酒精中毒應立即尋求醫生幫助，刮痧只能作為輔助治療手段。

特效穴位　1. 肝俞　2. 陽陵泉　3. 足三里

肝俞　清利肝膽、理氣補血

定位▸ 在背部，當第九胸椎棘突下，後正中線旁開 1.5 寸。

刮痧▸ 用面刮法刮拭肝俞穴，力度略重，以出痧為度。

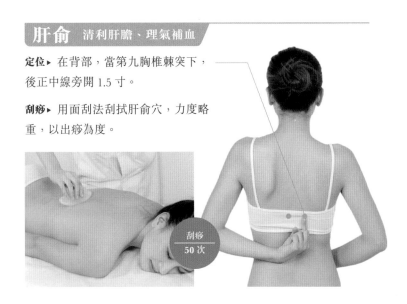

刮痧
50 次

陽陵泉 疏肝利膽、舒經通絡

定位▶ 在小腿外側，當腓骨頭前下方凹陷處。

刮痧▶ 用面刮法刮拭陽陵泉穴，力度略重，以出痧為度。

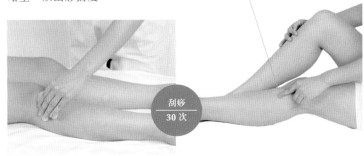

刮痧
30次

足三里 扶正培元、通經活絡

定位▶ 在小腿前外側，當犢鼻下 3 寸，距脛骨前緣一橫指（中指）。

刮痧▶ 用面刮法重刮足三里穴，速度均勻，以皮膚出痧為度。

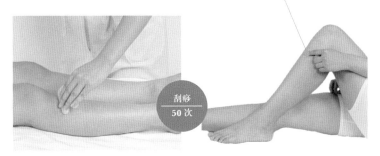

刮痧
50次

婦產科疾病

痛經

痛經又稱「月經痛」，是指女性在月經前後或經期，出現下腹部或腰骶部劇烈疼痛，嚴重時伴有噁心、嘔吐、腹瀉，甚至發生昏厥。其發病原因常與精神因素、內分泌及生殖器局部病變有關。中醫認為本病多因情志鬱結，或因經期受寒飲冷，以致經血滯於胞宮引起，也可能因為體質素弱，胞脈失養。

特效穴位　1. 關元　2. 足三里　3. 三陰交
另外再加上刮拭腎俞（見075頁）、命門（見084頁）效果會更佳。

關元　補腎培元、調理衝任

定位▶ 在下腹部，前正中線上，當臍中下3寸。

刮痧▶ 用面刮法自上而下、由輕漸重刮拭關元穴，速度均勻，以出痧為度。

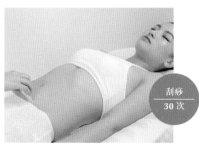

刮痧
30次

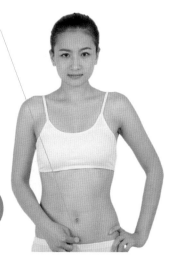

足三里 扶正培元、通經活絡

定位▶ 在小腿前外側，當犢鼻下 3 寸，距脛骨前緣一橫指（中指）。

刮痧▶ 用面刮法重刮足三里穴，由上往下，以皮膚潮紅出痧為度。

刮痧
50 次

三陰交 行氣活血、通調三焦

定位▶ 在小腿內側，足內踝尖上 3 寸，脛骨內側緣後方。

刮痧▶ 用角刮法刮拭三陰交穴，力度適中，以皮膚潮紅出痧為度。

刮痧
30 次

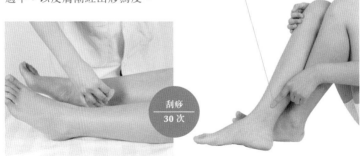

月經不調

月經是機體由於受垂體前葉及卵巢內分泌激素的調節而呈現的有規律的週期性子宮內膜脫落現象。月經不調是指月經的週期、經色、經量、經質發生了改變。如垂體前葉或卵巢功能異常，就會發生月經不調。中醫認為多由腎虛而致衝、任功能失調，或肝熱不能藏血、脾虛不能生血等致本病的發生。

特效穴位 1. 氣海　2. 關元　3. 中極
另外再加上刮拭血海（見 043 頁）、子宮（見 141 頁）效果會更佳。

氣海　益氣助陽、調經固經

定位▸ 在下腹部，前正中線上，當臍中下 1.5 寸。

刮痧▸ 用面刮法刮拭氣海穴，力度由輕加重，速度均勻，以皮膚出現潮紅發熱為度。

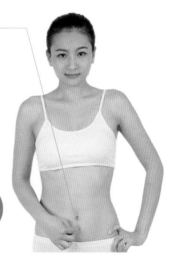

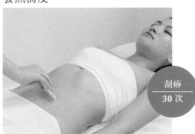

刮痧
30 次

關元 補腎培元、調理沖任

定位▶ 在下腹部，前正中線上，當臍中下 3 寸。

刮痧▶ 用面刮法由上至下輕柔刮拭關元穴，以皮膚潮紅發熱為度。

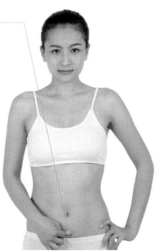

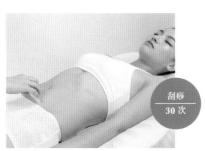

刮痧
30 次

中極 補腎氣、調胞宮

定位▶ 在下腹部，前正中線上，當臍中下 4 寸。

刮痧▶ 用角刮法刮拭中極穴，由上至下輕柔刮拭，力度適中，可不出痧。

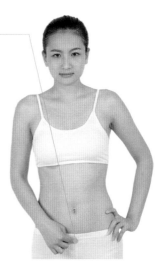

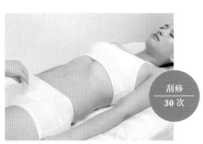

刮痧
30 次

乳腺增生

乳腺增生是女性最常見的乳房疾病，其發病率佔乳腺疾病的首位。乳腺增生是正常乳腺小葉生理性增生與復舊不全，乳腺正常結構出現紊亂，屬於病理性增生，它是既非炎症又非腫瘤的一類病。臨床表現為乳房疼痛、乳房腫塊及乳房溢液等。本病多認為由內分泌失調、精神不佳、環境不良、服用激素保健品等所致。

特效穴位　1. 期門　2. 陽陵泉　3. 足三里
另外再加上刮拭中脘（見 057 頁）效果會更佳。

期門　疏肝健脾、理氣活血

定位▶ 在胸部，當乳頭直下，第六肋間隙，前正中線旁開 4 寸。

刮痧▶ 用平刮法從內向外、由輕漸重刮拭期門穴，速度均勻，以皮膚出現紅暈即可，可不出痧。

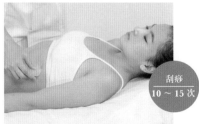

刮痧
10 ～ 15 次

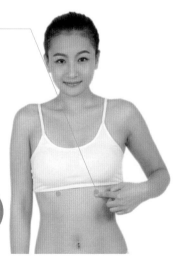

陽陵泉 疏肝解郁、通絡止痛

定位▶ 在小腿外側，當腓骨頭前下方凹陷處。

刮痧▶ 用面刮法刮拭陽陵泉穴，自上而下，力度略重，速度均勻，以皮膚潮紅出痧為度。

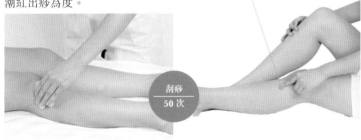

刮痧
50 次

足三里 扶正培元、通經活絡

定位▶ 在小腿前外側，當犢鼻下 3 寸，距脛骨前緣一橫指（中指）。

刮痧▶ 用面刮法刮拭足三里穴，由上往下，力度逐漸加重，以皮膚潮紅出痧為度。

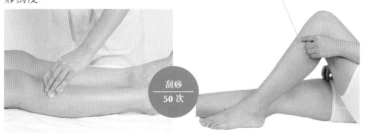

刮痧
50 次

崩漏

崩漏相當於西醫的功能失調性子宮出血，是指婦女非週期性子宮出血。其發病急驟、暴下如注、大量出血者為「崩」，病勢緩、出血量少，淋漓不絕者為「漏」。崩與漏雖出血情況不同，但在發病過程中兩者常互相轉化，如崩血量漸少，可能轉化為漏，漏勢發展又可能變為崩，故臨床多以「崩漏」並稱。

特效穴位　1. 曲池　2. 血海　3. 三陰交
另外再加上刮拭關元（見 076 頁）效果會更佳。

曲池　清熱和營、調氣血

定位▶ 在肘橫紋外側端，屈肘，當尺澤與肱骨外上髁連線中點。

刮痧▶ 用面刮法刮拭曲池穴，力度由輕漸重，速度均勻，以出痧為度。

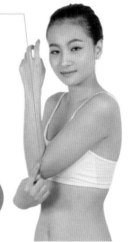

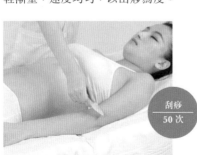

刮痧
50 次

血海 化血為氣、運化脾血

定位▸ 屈膝，在大腿內側，位於髕底內側端上 2 寸，當股四頭肌內側頭的隆起處。

刮痧▸ 用面刮法刮拭血海穴，力度適中，以出痧為度。

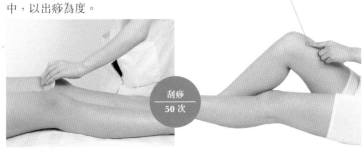

刮痧
50 次

三陰交 健脾理血、調補肝腎

定位▸ 在小腿內側，當足內踝尖上 3 寸，脛骨內側緣後方。

刮痧▸ 用面刮法刮拭三陰交穴，力度適中，以皮膚發紅出痧為度。

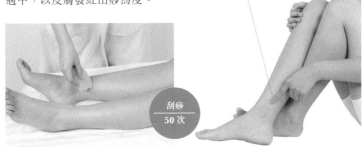

刮痧
50 次

帶下病

帶下病指陰道分泌的白色分泌物有異味、色澤異常或分泌量異常。常與生殖系統局部炎症、腫瘤或身體虛弱等因素有關。中醫學認為本病多因濕熱下注或氣血虧虛，致帶脈失約、衝任失調而成。中醫一般將其分為四型：肝火型、脾虛型、濕熱型和腎虛型。

特效穴位　1. 帶脈　2. 氣海　3. 關元
另外再加上刮拭三陰交（見 040 頁）、中極（見 087 頁）效果會更佳。

帶脈　健脾利濕、調經止帶

定位▸ 在側腹部，章門下 1.8 寸，當第十一肋骨游離端下方垂線與臍水平線的交點上。

刮痧▸ 用面刮法橫刮帶脈穴，力度逐漸加重，以潮紅出痧為度。

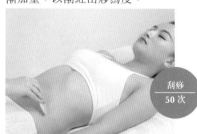

刮痧
50 次

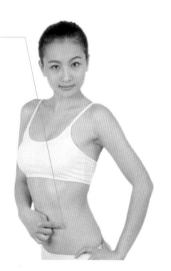

氣海　益氣助陽、調經固經

定位▶ 在下腹部，前正中線上，當臍中下 1.5 寸。

刮痧▶ 用面刮法刮拭氣海穴，力度由輕加重，速度均勻，以皮膚出現潮紅為度。

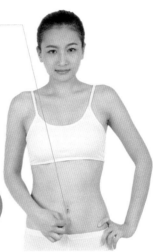

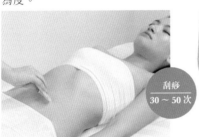

> 刮痧
> 30～50 次

關元　補腎培元、調理衝任

定位▶ 在下腹部，前正中線上，當臍中下 3 寸。

刮痧▶ 用面刮法從上向下輕柔刮拭關元穴，力度適中，以皮膚潮紅發熱為度。

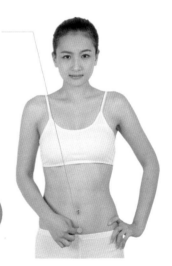

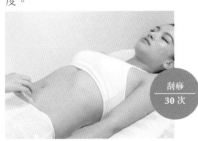

> 刮痧
> 30 次

子宮脫垂

子宮脫垂又名子宮脫出，是指子宮從正常位置沿陰道向下移位。其病因為支托子宮及盆腔臟器之組織損傷或失去支托力，以及驟然或長期增加腹壓等。常見症狀為腹部下墜、腰痠，嚴重者會出現排尿困難、尿頻、尿瀦留、尿失禁及白帶過多等症狀。

特效穴位
1. **百會**　2. **氣海**　3. **關元**
另外再加上刮拭三陰交（見 040 頁）、血海（見 043 頁）效果會更佳。

百會　升陽舉陷、回陽固脫

定位▸ 在頭部，當前髮際正中直上 5 寸，或兩耳尖連線的中點處。

刮痧▸ 用刮痧板角部自百會穴向四周呈放射性刮拭，力度適中。

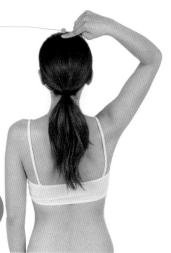

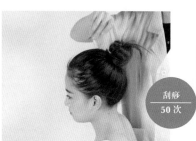

刮痧
50 次

氣海　益氣助陽、調經固經

定位▸ 在下腹部，前正中線上，當臍中下 1.5 寸。

刮痧▸ 用面刮法自上而下輕柔刮拭氣海穴，力度適中，以皮膚發熱為度。

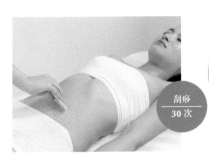

刮痧
30 次

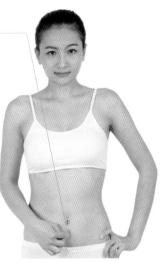

關元　補腎培元、溫陽固脫

定位▸ 在下腹部，前正中線上，當臍中下 3 寸。

刮痧▸ 用面刮法自上而下輕柔刮拭關元穴，以皮膚發熱為度。

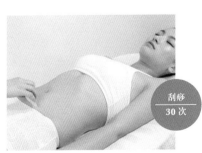

刮痧
30 次

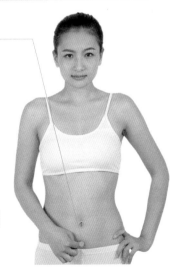

慢性盆腔炎

慢性盆腔炎指的是女性內生殖器官、周圍結締組織及盆腔腹膜發生慢性炎症，反覆發作，經久不癒。常因為急性炎症治療不徹底或因患者體質差，病情遷移所致，臨床表現主要有下腹墜痛或腰骶部痠痛、拒按，伴有低熱、白帶過多、月經量過多、不孕等。此症較頑固，當機體抵抗力下降時可誘發。

特效穴位　　1. 腰陽關　　2. 天樞　　3. 關元
　　　　　　　另外再加上刮拭三陰交（見040頁）效果會更佳。

腰陽關 祛寒除濕、舒筋活絡

定位▸ 在腰部，當後正中線上，第四腰椎棘突下凹陷中。

刮痧▸ 用角刮法重刮腰陽關穴，速度均勻，以皮膚出現紅暈為度。

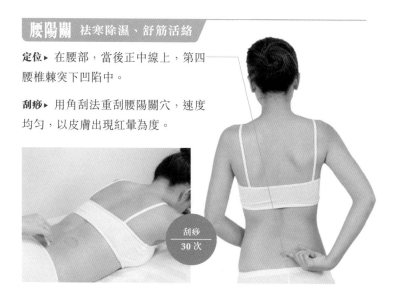

刮痧
30次

天樞　理氣化滯、和營調經

定位▶ 在腹中部，橫平臍中，前正中線旁開 2 寸。

刮痧▶ 用面刮法刮拭天樞穴，力度由輕漸重，以出痧為度。

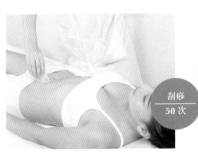

刮痧
50 次

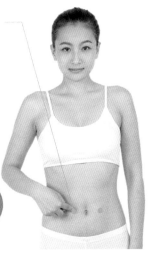

關元　補腎培元、調理沖任

定位▶ 在下腹部，前正中線上，當臍中下 3 寸。

刮痧▶ 用角刮法刮拭關元穴，力度由輕漸重，刮至不再出現新痧為止。

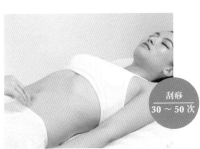

刮痧
30 ～ 50 次

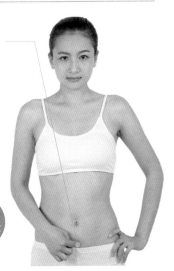

妊娠嘔吐

妊娠嘔吐是指懷孕後 2 至 3 個月出現的噁心、嘔吐。多因早孕時絨毛膜促性腺素功能旺盛，使胃痠減少，胃蠕動減弱，自主神經系統功能紊亂，副交感神經興奮過強所致。臨床主要表現為噁心、嘔吐、擇食等，伴有全身乏力、精神萎靡、心悸氣促、身體消瘦等，一般在清晨空腹時較重。

特效穴位　　1. 中脘　2. 內關　3. 足三里
另外再加上刮拭陰陵泉（見 043 頁）效果會更佳。

中脘　健脾和胃、降逆利水

定位▸ 在上腹部，前正中線上，當臍中上 4 寸。

刮痧▸ 以刮痧板角部為着力點刮拭中脘穴，以皮膚出現紅暈為度。

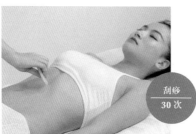

刮痧
30 次

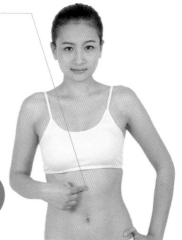

內關 寧心安神、理氣止痛

定位▶ 在前臂掌側，當曲澤與大陵的連線上，腕橫紋上 2 寸，掌長肌腱與橈側腕屈肌腱之間。

刮痧▶ 用角刮法刮拭內關穴，力度適中，以皮膚出現潮紅發熱為度。

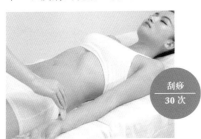

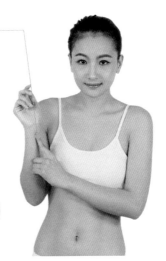

刮痧
30 次

足三里 生發胃氣、燥化脾濕

定位▶ 在小腿前外側，當犢鼻下 3 寸，距脛骨前緣一橫指（中指）。

刮痧▶ 用面刮法由輕漸重刮拭足三里穴，力度適中，以出痧為度。

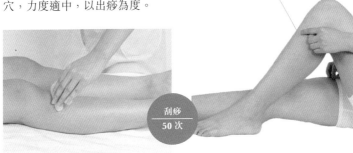

刮痧
50 次

產後腹痛

產後腹痛是指女性分娩後下腹部疼痛，是屬於分娩後的一種正常現象，一般疼痛2～3日，而後疼痛自然會消失，多則一週以內消失。若超過一週連續腹痛，伴有惡露量增多，有血塊、臭味等，預示盆腔內有炎症。產後腹痛以小腹部疼痛最為常見。產後飲食宜清淡，根據自己的身體狀況，選擇適當的運動。

特效穴位　1. 關元　2. 中極　3. 足三里
另外再加上刮拭三陰交（見040頁）效果會更佳。

關元　補腎培元、溫陽固脫

定位▸ 在下腹部，前正中線上，當臍中下3寸。

刮痧▸ 用面刮法自上而下、由輕漸重刮拭關元穴，刮至不再出現新痧為止。

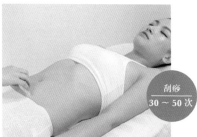

刮痧
30～50次

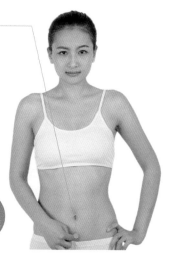

中極 補腎氣、調胞宮

定位▶ 在下腹部，前正中線上，當臍中下 4 寸。

刮痧▶ 用刮痧板的角部刮拭中極穴，力度適中，以出痧為度。

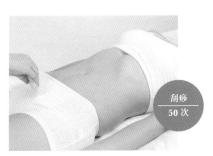

刮痧
50 次

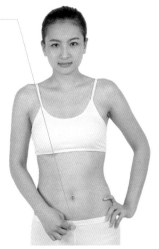

足三里 扶正培元、通經活絡

定位▶ 在小腿前外側，當犢鼻下 3 寸，距脛骨前緣一橫指（中指）。

刮痧▶ 用面刮法重刮足三里穴，速度均勻，以皮膚出痧為度。

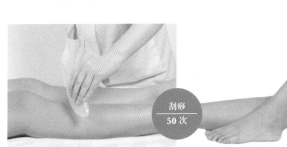

刮痧
50 次

產後缺乳

產後缺乳是指產後乳汁分泌量少，不能滿足嬰兒的需要。乳汁的分泌與乳母的精神、情緒和營養狀況、休息都是有關係的。中醫認為本病多因素體虛弱，或產期失血過多，以致氣血虧虛，乳汁化源不足，或情志失調，氣機不暢，乳汁壅滯不行所致。

特效穴位　1. 膻中　2. 乳根　3. 期門
另外再加上刮拭內關（見 055 頁）效果會更佳。

膻中　利上焦、寬胸膈

定位▶ 在胸部，當前正中線上，平第四肋間，兩乳頭連線的中點。

刮痧▶ 用角刮法從上到下、由輕漸重刮拭膻中穴，速度均勻，可不出痧。

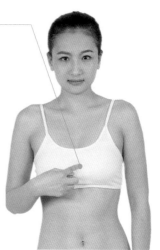

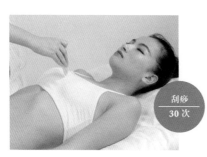

刮痧
30 次

乳根　燥化脾濕、理氣通乳

定位▸ 在胸部，當乳頭直下，乳房根部，第五肋間隙，距前正中線 4 寸。

刮痧▸ 用面刮法輕柔刮拭乳根穴，速度均勻，以出痧為度。

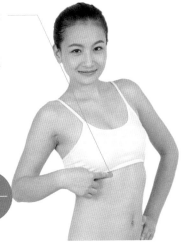

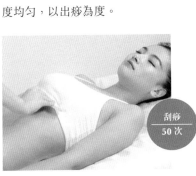

刮痧
50 次

期門　疏肝健脾、理氣活血

定位▸ 在胸部，當乳頭直下，第六肋間隙，前正中線旁開 4 寸。

刮痧▸ 用平刮法由內向外輕柔刮拭期門穴，速度均勻，可不出痧。

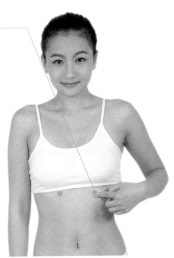

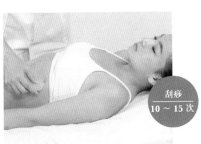

刮痧
10 ～ 15 次

不孕症

不孕症是指夫婦同居而未避孕，經過較長時間不懷孕者。臨床上分原發性不孕和繼發性不孕兩種。同居三年以上未受孕者，稱原發性不孕；婚後曾有過妊娠，相距三年以上未受孕者，稱繼發性不孕。不孕可能由多種因素引起，如流產、婦科疾病、壓力大和減肥等。

特效穴位　1. 關元　2. 子宮　3. 地機
另外再加上刮拭三陰交（見 040 頁）、命門（見084 頁）效果會更佳。

關元　補腎培元、調理衝任

定位▶ 在下腹部，前正中線上，當臍中下 3 寸。

刮痧▶ 用面刮法從上向下、由輕漸重刮拭關元穴，速度均勻，以出痧為度。

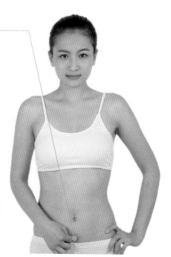

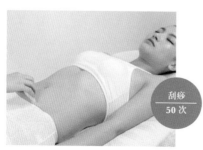

刮痧
50 次

子宮 補腎助陽、調理氣血

定位▸ 在下腹部，當臍中下 4 寸，中極旁開 3 寸。

刮痧▸ 用角刮法刮拭子宮穴，由輕漸重反覆刮拭，以皮膚出現紅暈為度。

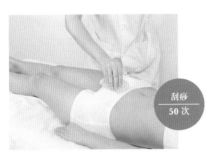

刮痧
50 次

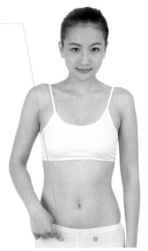

地機 健脾滲濕、調經止帶

定位▸ 在小腿內側，當內踝尖與陰陵泉的連線上，陰陵泉下 3 寸。

刮痧▸ 用面刮法從膝蓋刮至內踝尖，重刮地機穴，以出痧為度。

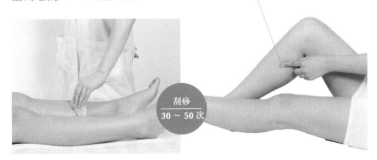

刮痧
30 ～ 50 次

更年期綜合徵

更年期綜合徵是指女性從生育期向老年期過渡期間，因卵巢功能逐漸衰退，導致人體雌激素分泌量減少，從而引起自主神經功能失調，代謝障礙為主的一組症候群。多發於 45 歲以上的女性，其主要臨床表現有月經紊亂，伴潮熱、心悸、胸悶、煩躁不安、失眠、小便失禁等。

特效穴位   1.太陽   2.命門   3.腎俞
另外再加上刮拭關元（見 076 頁）、腰陽關（見 132 頁）效果會更佳。

太陽 解除疲勞、止痛醒腦

定位▶ 在顳部，當眉梢與目外眥之間，向後約一橫指的凹陷處。

刮痧▶ 用角刮法刮拭太陽穴，力度宜輕，速度均勻，可不出痧。

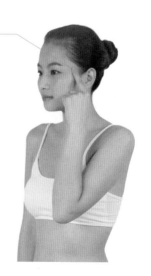

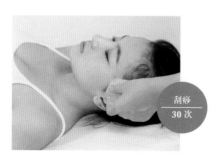

刮痧
30 次

命門 培元固本、強健腰膝

定位▸ 在腰部，當後正中線上，第二腰椎棘突下凹陷中。

刮痧▸ 用面刮法刮拭命門穴，力度輕柔，速度均勻，以出痧為度。

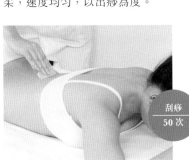

刮痧
50 次

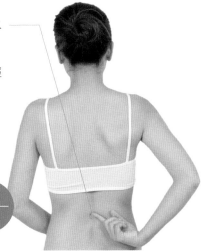

腎俞 調補腎氣、通利腰脊

定位▸ 在腰部，當第二腰椎棘突下，後正中線旁開 1.5 寸。

刮痧▸ 用角刮法由內向外輕柔刮拭腎俞穴，以出痧為度。

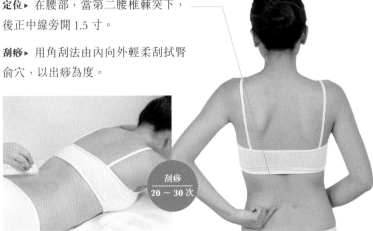

刮痧
20 ～ 30 次

🦴 骨傷科疾病

肩周炎

肩周炎是肩部關節囊和關節周圍軟組織的一種退行性、炎症性慢性疾患。主要臨床表現為患肢肩關節疼痛，晝輕夜重，活動受限，長此以往，肩關節肌肉可出現失用性萎縮。中醫認為本病多由氣血不足，營衛不固，風、寒、濕之邪侵襲肩部經絡，致使筋脈收引，氣血運行不暢而成，或因外傷勞損、經脈滯澀所致。

特效穴位　　1.風池　2.肩井　3.啞門
另外再加上刮拭大椎（見017頁）效果會更佳。

風池　疏風散邪、通經活絡

定位▶ 在項部，當枕骨之下，與風府相平，胸鎖乳突肌與斜方肌上端之間的凹陷處。

刮痧▶ 用角刮法反覆刮拭風池穴，以出痧為度。

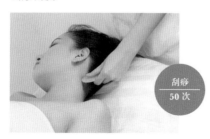

刮痧
50次

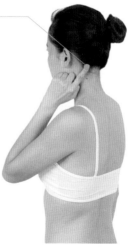

肩井 祛風清熱、活絡消腫

定位▶ 在肩上，前直乳中，當大椎與肩峰端連線的中點上。

刮痧▶ 用面刮法刮拭肩井穴，從上至下刮拭，力度適中，以局部皮膚潮紅出痧為度。

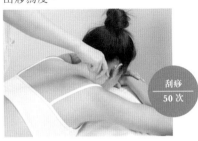

刮痧
50次

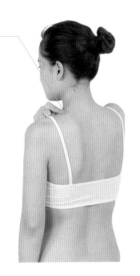

啞門 疏風通絡、開竅醒腦

定位▶ 在項部，當後髮際正中直上 0.5 寸，第一頸椎下。

刮痧▶ 用角刮法刮拭啞門穴，從上至下刮拭，力度適中，以局部發熱為度，可不出痧。

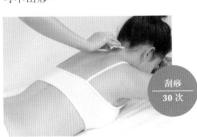

刮痧
30次

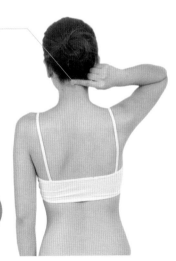

落枕

落枕多因睡臥時體位不當，造成頸部肌肉損傷，或頸部感受風寒，或外傷，致使經絡不通，氣血凝滯，筋脈拘急而成。臨床主要表現為頸項部強直、痠痛不適，不能轉動自如，並向一側歪斜，甚則疼痛牽引患側肩背及上肢。中醫治療落枕的方法很多，推拿、針灸、熱敷、刮痧等均有良好的效果。

特效穴位　1. 大椎　2. 天柱　3. 肩外俞
另外再加上刮拭列缺（見031頁）效果會更佳。

大椎　解表通陽、補虛寧神

定位▸ 在後正中線上，第七頸椎棘突下凹陷中。

刮痧▸ 用刮痧板角部刮拭大椎穴，由上至下刮拭，力度適中，可不出痧。

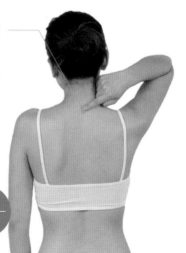

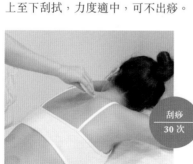

刮痧
30 次

天柱 疏風散邪、通經止痛

定位▶ 在項部，斜方肌外緣之後髮際凹陷中，約當後髮際正中旁開 1.3 寸。

刮痧▶ 用刮痧板角部刮拭天柱穴至肩井穴，以出痧為度。

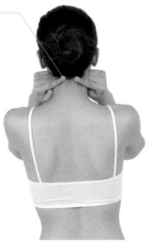

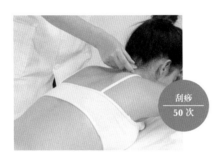

刮痧
50 次

肩外俞 舒筋活絡、祛風止痛

定位▶ 在背部，當第一胸椎棘突下，後正中線旁開 3 寸。

刮痧▶ 用刮痧板角部刮拭肩外俞穴，以皮膚潮紅發熱為度，可不出痧。

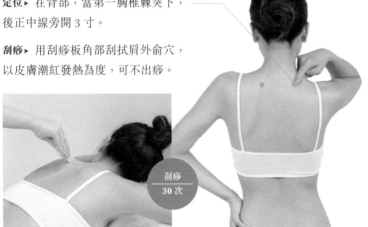

刮痧
30 次

膝關節炎

膝關節炎是最常見的關節炎，是軟骨退行性病變和關節邊緣骨贅的慢性進行性退化性疾病，以軟骨磨損為其主要致病因素，好發於體重偏重者和中老年人。在發病的前期，沒有明顯的症狀。繼之，其主要症狀為膝關節深部疼痛、壓痛，關節僵硬僵直、麻木、伸屈不利，無法正常活動，關節腫脹等。

特效穴位 1. 膝陽關 2. 鶴頂 3. 足三里
另外再加上刮拭陽陵泉（見051頁）、犢鼻（見205頁）效果會更佳。

膝陽關 清熱降溫、消腫止痛

定位▶ 在膝外側，當陽陵泉上3寸，股骨外上髁上方的凹陷處。

刮痧▶ 用面刮法由上往下、由輕漸重刮拭膝陽關穴，以出痧為度。

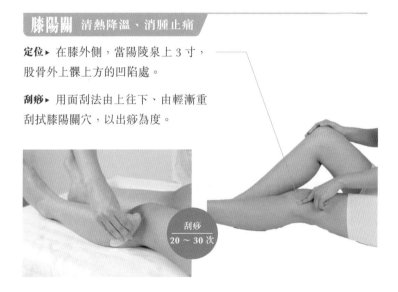

刮痧
20～30次

鶴頂　通利關節、祛風除濕

定位▸ 在膝上部，髕底的中點上方凹陷處。

刮痧▸ 用面刮法刮拭鶴頂穴，由上至下刮拭，力度適中，以皮膚潮紅出痧為度。

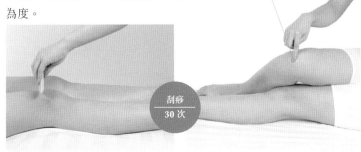

刮痧
30 次

足三里　扶正培元、通經活絡

定位▸ 在小腿前外側，當犢鼻下 3 寸，距脛骨前緣一橫指（中指）。

刮痧▸ 用面刮法由上至下重刮足三里穴，速度均勻，以局部皮膚潮紅出痧為度。

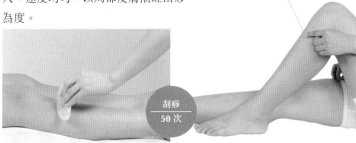

刮痧
50 次

腳踝疼痛

腳踝疼痛是由於不適當的運動超出了腳踝的承受力，造成腳踝軟組織損傷出現的疼痛症狀。嚴重者可造成腳踝滑膜炎、創傷性關節炎等疾病，早期疼痛可以用毛巾包裹冰塊敷在踝部進行冰敷。患者日常生活中不宜扛重物，過度勞累，受寒冷刺激，要注意患肢的保暖，適當的活動。

特效穴位　1. 照海　2. 昆侖　3. 太溪

照海　舒筋通絡、止痛

定位▶ 在足內側，內踝尖下方凹陷處。

刮痧▶ 用刮痧板角部刮拭照海穴，力度由輕漸重，速度均勻，至皮膚發紅出痧為止。

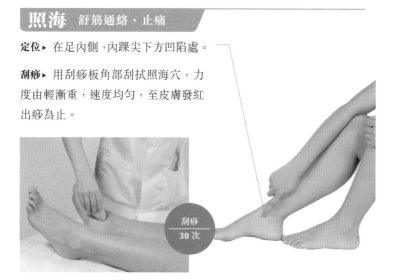

刮痧
30 次

昆侖 疏風通絡、活血止痛

定位▶ 在足部外踝後方，當外踝尖與跟腱之間的凹陷處。

刮痧▶ 用刮痧板角部刮拭昆侖穴，力度由輕漸重，至皮膚發紅出痧為止。

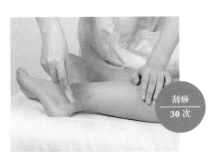

刮痧
30 次

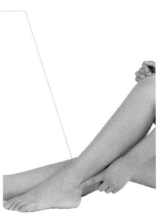

太溪 強健腰膝、滋陰補腎

定位▶ 在足內側，內踝後方，當內踝尖與跟腱之間的凹陷處。

刮痧▶ 用刮痧板角部從上到下刮拭太溪穴，力度略重，以出痧為度。

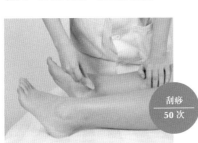

刮痧
50 次

小腿抽筋

　　抽筋又稱肌肉痙攣，是肌肉自發性的強直性收縮現象。小腿肌肉痙攣最為常見，這是由腓腸肌痙攣引起的，發作時會有痠脹感或劇烈的疼痛。外界環境的寒冷刺激、出汗過多、疲勞過度、睡眠不足、缺鈣、睡眠姿勢不好等都會引起小腿肌肉痙攣。預防腿腳抽筋要注意保暖，調整好睡眠姿勢，經常鍛煉，適當補鈣。

特效穴位　1.陽陵泉　2.承山　3.委中
　　　　　　另外再加上刮拭三陰交（見040頁）效果會更佳。

陽陵泉 舒筋活絡、通絡止痛

定位▸ 在小腿外側，當腓骨頭前下方凹陷處。

刮痧▸ 用面刮法自上而下、由輕漸重刮拭陽陵泉穴，速度均勻，以皮膚潮紅出痧為度。

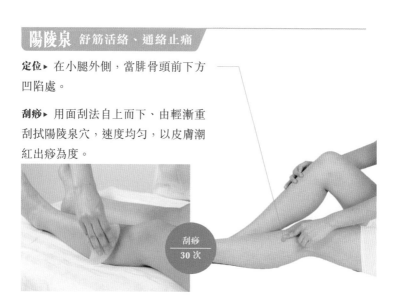

刮痧
30次

承山 理氣止痛、舒筋活絡

定位▶ 在小腿後面正中，委中與昆侖穴之間，當伸直小腿或足跟上提時腓腸肌肌腹下出現尖角凹陷處。

刮痧▶ 用刮痧板面側刮拭承山穴，自上而下刮拭，力度由輕漸重。

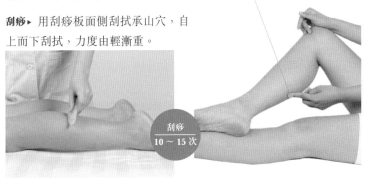

刮痧
10 ～ 15 次

委中 舒筋活絡、消腫止痛

定位▶ 在膕橫紋中點，當股二頭肌腱與半腱肌肌腱的中間。

刮痧▶ 用刮痧板面側刮拭委中穴，自上而下刮拭，力度適中，以皮膚潮紅出痧為度。

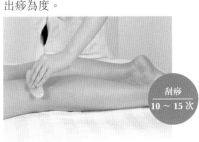

刮痧
10 ～ 15 次

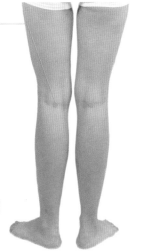

腰痠背痛

腰痠背痛是指脊柱骨和關節及其周圍軟組織等病損的一種症狀。常用以形容勞累過度。日間勞累加重，休息後可減輕，日積月累，可使肌纖維變性，甚至小量撕裂，形成疤痕、纖維索條或黏連，遺留長期慢性腰背痛。中醫認為本病是感受寒濕、氣滯血瘀、腎虧體虛或跌仆外傷所致。

特效穴位 　1.命門　2.腰陽關　3.腎俞
另外再加上刮拭大腸俞（見 071 頁）、夾脊（見 175 頁）效果會更佳。

命門 固本培元、強健腰膝

定位▶ 在腰部，當後正中線上，第二腰椎棘突下凹陷中。

刮痧▶ 用刮痧板角部刮拭命門穴，力度輕柔，速度均勻，可不出痧。

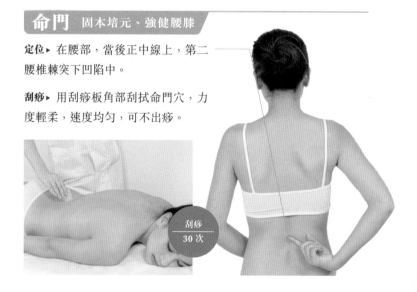

刮痧
30 次

腰陽關 祛寒除濕、舒筋活絡

定位▶ 在腰部，當後正中線上，第四腰椎棘突下凹陷中。

刮痧▶ 用角刮法重刮腰陽關穴，以出痧為度。

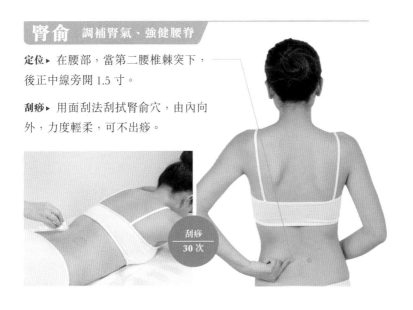

刮痧
50 次

腎俞 調補腎氣、強健腰脊

定位▶ 在腰部，當第二腰椎棘突下，後正中線旁開 1.5 寸。

刮痧▶ 用面刮法刮拭腎俞穴，由內向外，力度輕柔，可不出痧。

刮痧
30 次

急性腰扭傷

急性腰扭傷是由於腰部的肌肉、筋膜、韌帶等部份軟組織突然受到外力的作用過度牽拉所引起的急性損傷，主要原因有肢體姿勢不正確、動作不協調、用力過猛、活動時無準備、活動範圍大等。臨床表現是傷後立即出現劇烈疼痛，腰部無力。疼痛為持續性的，嚴重者可造成關節突骨折和隱性脊椎裂等疾病。

特效穴位　1. 腎俞　2. 大腸俞　3. 腰陽關
另外再加上刮拭委中（見153頁）、承山（見153頁）效果會更佳。

腎俞　調補腎氣、強健腰腎

定位▸ 在腰部，當第二腰椎棘突下，後正中線旁開 1.5 寸。

刮痧▸ 用面刮法刮拭腎俞穴，由上至下反覆刮拭，力度輕柔，可不出痧。

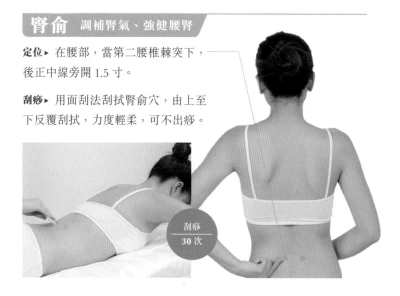

刮痧
30 次

大腸俞 理氣降逆、強健腰腎

定位▶ 在腰部，當第四腰椎棘突下，後正中線旁開 1.5 寸。

刮痧▶ 用面刮法刮拭大腸俞穴，由上至下，力度輕柔，可不出痧。

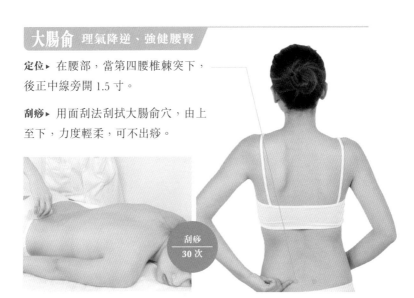

刮痧
30 次

腰陽關 祛寒除濕、舒筋活絡

定位▶ 在腰部，當後正中線上，第四腰椎棘突下凹陷中。

刮痧▶ 用角刮法刮拭腰陽關穴，由上至下，力度輕柔，可不出痧。

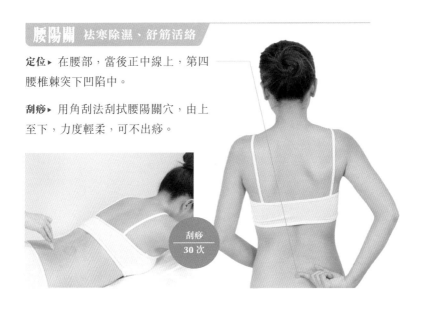

刮痧
30 次

腰椎間盤凸出

腰椎間盤突出症是指由於腰椎間盤退行性改變後彈性下降而膨出椎間盤，纖維環破裂髓核凸出，壓迫神經根、脊髓而引起的以腰腿痛為主的臨床特徵。主要臨床症狀是腰痛，可伴有臀部、下肢放射狀疼痛，嚴重者會出現大、小便障礙，會陰和肛周異常等。中醫認為本病主要由肝腎虧損，外感風寒濕邪等所致。

特效穴位　1. 命門　2. 腎俞　3. 大腸俞
另外再加上刮拭次髎（見 081 頁）效果會更佳。

命門　固本培元、強健腰膝

定位▸ 在腰部，當後正中線上，第二腰椎棘突下凹陷中。

刮痧▸ 用刮痧板角部刮拭命門穴，力度輕柔，可不出痧。

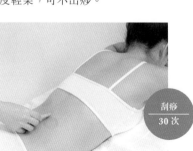

刮痧
30 次

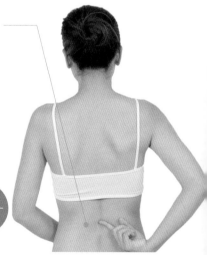

腎俞 調補腎氣、通利腰脊

定位▸ 在腰部，當第二腰椎棘突下，後正中線旁開 1.5 寸。

刮痧▸ 用面刮法刮拭腎俞穴，由內向外反覆刮拭，力度輕柔，可不出痧。

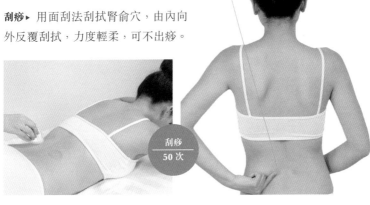

刮痧
50 次

大腸俞 理氣降逆、強健腰腎

定位▸ 在腰部，當第四腰椎棘突下，旁開 1.5 寸。

刮痧▸ 用面刮法刮拭大腸俞穴，由上至下，力度輕柔，可不出痧。

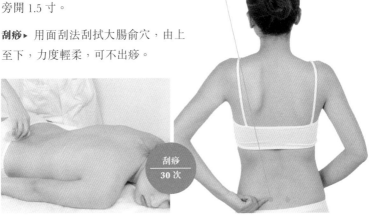

刮痧
30 次

腰肌勞損

腰肌勞損是腰痛的常見原因之一，主要症狀是腰或腰骶部脹痛、痠痛，反覆發作，疼痛可隨氣候變化或勞累程度而變化，如日間勞累加重，休息後可減輕，時輕時重。中醫認為，腰肌勞損主要是由腎氣虛弱所致，用刮痧方法可以幫助患者緩解病症，補腎強腰。

特效穴位　　1. 命門　2. 腰陽關　3. 委中
另外再加上刮拭承山（見 153 頁）效果會更佳。

命門　固本培元、強健腰膝

定位▶ 在腰部，當後正中線上，第二腰椎棘突下凹陷中。

刮痧▶ 用面刮法刮拭命門穴，力度由輕漸重，反覆刮拭，至出現痧斑、痧痕為止。

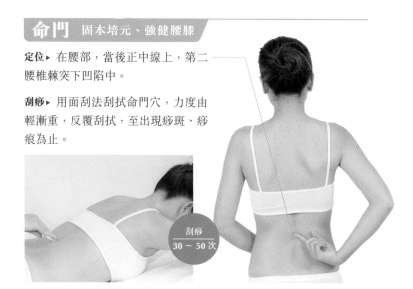

刮痧
30 ～ 50 次

腰陽關 祛寒除濕、舒筋活絡

定位▶ 在腰部，當後正中線上，第四腰椎棘突下凹陷中。

刮痧▶ 用角刮法重刮腰陽關穴，由上至下反覆刮拭，以局部皮膚出現紅暈為度。

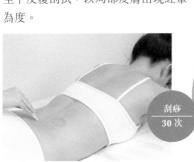

刮痧
30 次

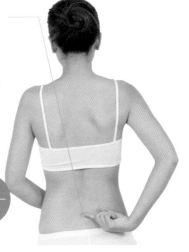

委中 舒筋活絡、消腫止痛

定位▶ 在膕橫紋中點，當股二頭肌腱與半腱肌肌腱的中間。

刮痧▶ 用刮痧板面側刮拭委中穴，自上而下刮拭，力度由輕漸重，以皮膚潮紅出痧為度。

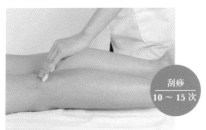

刮痧
10 ～ 15 次

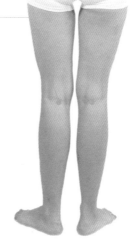

腰椎骨質增生

腰椎骨質增生的主要病因與關節軟骨的退行性病變有關，是因為中年以後，隨着年齡的增加，機體各組織細胞的生理功能也逐漸衰退老化，退化的椎間盤逐漸失去水份，椎間隙變窄，纖維環鬆弛向周邊膨出，椎體不穩，纖維環在椎體邊緣外發生撕裂，導致髓核凸出所致。

特效穴位　1. 大椎　2. 承山　3. 照海
另外再加上刮拭大杼（見 017 頁）效果會更佳。

大椎　解表通陽、補虛寧神

定位▶ 在後正中線上，第七頸椎棘突下凹陷中。

刮痧▶ 用面刮法刮拭大椎穴，力度適中，至皮膚出現紅色或紫色痧痕為止。

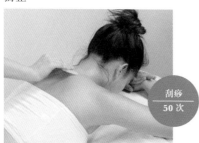

刮痧
50 次

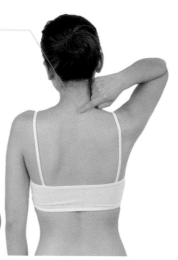

承山 理氣止痛、舒筋活絡

定位▶ 在小腿後面正中，委中與昆侖之間，當伸直小腿或足跟上提時腓腸肌肌腹下出現尖角凹陷處。

刮痧▶ 用刮痧板面側刮拭承山穴，自上而下刮拭，力度適中，速度均匀，以皮膚潮紅出痧為度。

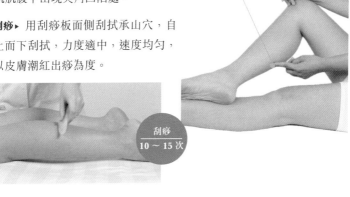

刮痧
10～15 次

照海 舒筋通絡、補腎壯陽

定位▶ 在足內側，內踝尖下方凹陷處。

刮痧▶ 用刮痧板角部刮拭照海穴，力度由輕漸重，速度均匀，至皮膚發紅出痧為止。

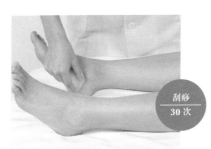

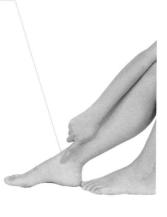

刮痧
30 次

強直性脊柱炎

強直性脊柱炎是一種慢性炎性疾病，主要侵犯骶髂關節、脊柱骨突、脊柱旁軟組織及外周關節，可伴發關節外表現。患者早期無明顯不適症狀，病情進展期會出現腰、背、頸、臀、髖部疼痛以及關節腫痛，夜間痛或晨僵明顯，活動後緩解，足跟痛或其他肌腱附着點疼痛，嚴重者可發生脊柱畸形和關節強直。

特效穴位
　　1. 大椎　2. 承山　3. 委中
另外再加上刮拭足三里（見 059 頁）、命門（見 084 頁）效果會更佳。

大椎 解表通陽、補虛寧神

定位▶ 在後正中線上，第七頸椎棘突下凹陷中。

刮痧▶ 用面刮法刮拭大椎穴，由上至下，力度由輕漸重，至皮膚出現紅色或紫色痧痕為止。

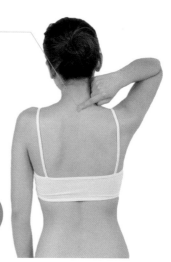

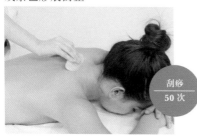

刮痧
50 次

承山　理氣止痛、舒筋活絡

定位▶ 在小腿後面正中，委中與昆侖穴之間，當伸直小腿或足跟上提時腓腸肌肌腹下出現尖角凹陷處。

刮痧▶ 用刮痧板面側刮拭承山穴，自上而下刮拭，力度由輕漸重，以皮膚潮紅出痧為度。

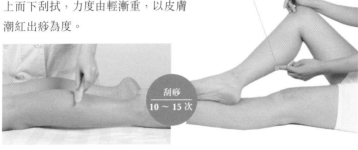

刮痧
10 ～ 15 次

委中　舒筋活絡、消腫止痛

定位▶ 在膕橫紋中點，當股二頭肌腱與半腱肌肌腱的中間。

刮痧▶ 用面刮法從上向下連續刮拭委中穴，力度由輕到重，至皮膚潮紅出痧為度。

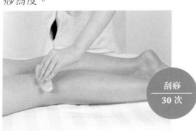

刮痧
30 次

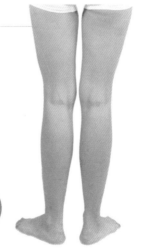

坐骨神經痛

坐骨神經痛指坐骨神經病變，沿坐骨神經通路即腰、臀部、大腿後、小腿後外側和足外側發生的疼痛症狀群，呈燒灼樣或刀刺樣疼痛，夜間痛感加重。典型表現為一側腰部、臀部疼痛，並向大腿後側、小腿後外側延展，咳嗽、活動下肢、彎腰、排便時疼痛加重。日久，患側下肢會出現肌肉萎縮或出現跛行。

特效穴位　1. 殷門　2. 委中　3. 陽陵泉
另外再加上刮拭昆侖（見 151 頁）效果會更佳。

殷門　舒筋通絡、強腰膝

定位▸ 在大腿後面，當承扶與委中的連線上，承扶下 6 寸。

刮痧▸ 用面刮法刮拭殷門穴，由上至下，力度由輕漸重，以皮膚潮紅出痧為度。

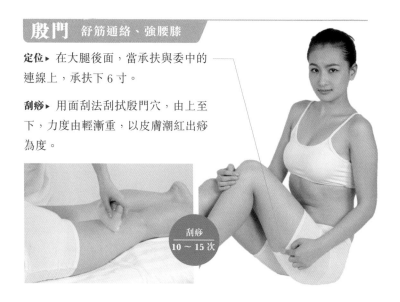

刮痧
10～15次

委中 舒筋活絡、消腫止痛

定位▸ 在膕橫紋中點，當股二頭肌腱與半腱肌肌腱的中間。

刮痧▸ 用面刮法從上向下連續刮拭委中穴，力度由輕到重，至皮膚潮紅出痧為度。

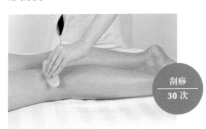

刮痧
30 次

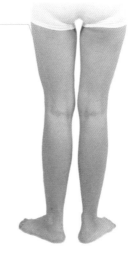

陽陵泉 舒筋活絡、通絡止痛

定位▸ 在小腿外側，當腓骨頭前下方凹陷處。

刮痧▸ 用角刮法刮拭陽陵泉穴，由上至下刮拭，用力平穩，逐漸加重，以皮膚潮紅出痧為度。

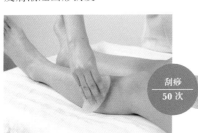

刮痧
50 次

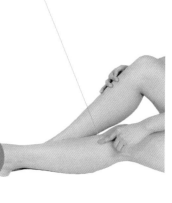

網球肘

網球肘又稱「肱骨外上髁炎」，是指手肘外側肌腱疼痛發炎，多見於泥瓦工、鉗工、木工、網球運動員等從事單純臂力收縮運動工作的人群。本病發病慢，其主要臨床表現有肘關節外側部疼痛、手臂無力、痠脹不適，如握物、擰毛巾、端水瓶等時疼痛會加重，休息時無明顯症狀。部份患者在陰雨天疼痛加重。

特效穴位　1. 曲池　2. 手三里　3. 合谷

曲池　清熱和營、降逆活絡

定位▸ 在肘橫紋外側端，屈肘，當尺澤與肱骨外上髁連線中點。

刮痧▸ 用刮痧板角部由上向下刮拭曲池穴，力度由輕到重，以皮膚出現潮紅為度。

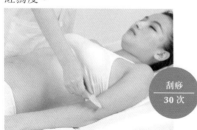

刮痧
30 次

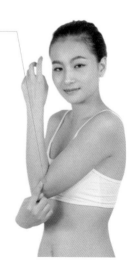

手三里 舒筋活絡、調氣血

定位▶ 在前臂背面橈側，當陽溪與曲池連線上，肘橫紋下2寸。

刮痧▶ 用刮痧板角部刮拭手三里穴，力度適中，速度均勻，以皮膚稍出痧為度。

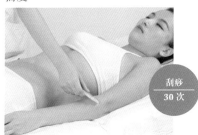

刮痧
30次

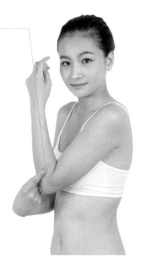

合谷 鎮靜止痛、通經活經

定位▶ 在手背，第一、二掌骨間，當第二掌骨橈側的中點處。

刮痧▶ 用刮痧板角部稍用力刮拭合谷穴，速度均勻，以皮膚表面出現潮紅為度。

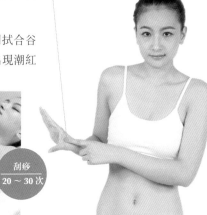

刮痧
20～30次

黑眼圈、眼袋

黑眼圈是由於經常熬夜、睡眠不足、情緒激動、眼部過度疲勞、靜脈血管血流速度過於緩慢，導致二氧化碳及代謝廢物積累過多，造成眼部色素沉着所致。眼袋，是指下眼瞼水腫。眼袋的形成有諸多因素，長期睡眠不佳、睡前飲水過多等因素均可引起，而且隨着年齡的增長愈加明顯。

特效穴位　1. 承泣　2. 四白　3. 腎俞

承泣　散風清熱、明目止淚

定位▸ 在面部，瞳孔直下，當眼球與眶下緣之間。

刮痧▸ 用刮痧板角部沿着下眼眶從內往外刮拭承泣穴，力度稍輕，以皮膚潮紅為度。

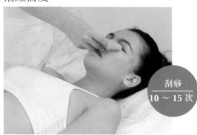

刮痧
10～15次

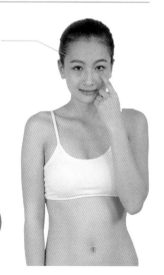

四白　祛風明目、理氣活血

定位▶ 在面部，瞳孔直下，當眶下孔凹陷處。

刮痧▶ 用刮痧板角部從內往外刮拭四白穴，力度適中，速度均勻，以局部皮膚出現紅暈為度，可不出痧。

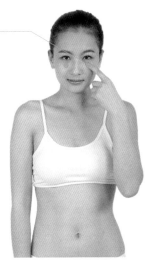

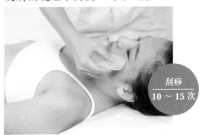

刮痧
10～15 次

腎俞　調補腎氣、洩熱明目

定位▶ 在腰部，當第二腰椎棘突下，後正中線旁開 1.5 寸。

刮痧▶ 用刮痧板從上到下、由輕漸重刮拭腎俞穴，速度均勻，以局部皮膚出痧為度。

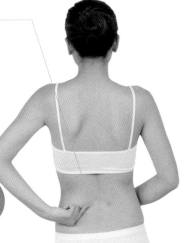

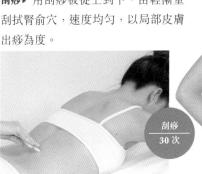

刮痧
30 次

瞼腺炎

　　瞼腺炎俗稱「麥粒腫」，分為兩型：外瞼腺炎和內瞼腺炎。外瞼腺炎是睫毛毛囊部的皮脂腺的急性化膿性炎症，發病初期，眼瞼局部有紅腫、硬結，有明顯的脹痛、壓痛，數日後硬結逐漸軟化，在睫毛根部形成黃色的膿皰。內瞼腺炎是毛囊附近的瞼板腺的急性化膿性炎症，發病初期，眼瞼紅腫，疼痛感較重。

特效穴位　1. 風池　2. 曲池　3. 天井
另外再加上刮拭合谷（見 031 頁）效果會更佳。

風池　清肝明目、祛風通絡

定位▸ 在項部，當枕骨之下，與風府相平，胸鎖乳突肌與斜方肌上端之間的凹陷處。

刮痧▸ 用角刮法由上向下連續刮拭風池穴，力度由輕到重，以出痧為度。

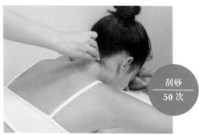

刮痧
50 次

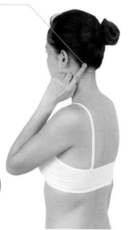

曲池　清熱明目、通絡止痛

定位▶ 在肘橫紋外側端，屈肘，當尺澤與肱骨外上髁連線中點。

刮痧▶ 用刮痧板角部由上向下刮拭曲池穴，力度由輕到重，以皮膚出現潮紅為度。

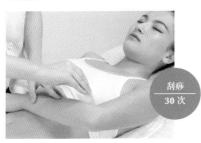

刮痧
30 次

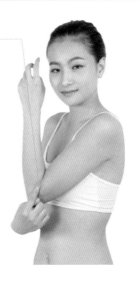

天井　洩熱祛瘀、理氣止痛

定位▶ 在臂外側，屈肘時，當肘尖直上 1 寸凹陷處。

刮痧▶ 用刮痧板角部刮拭天井穴，力度適中，速度均勻，以皮膚潮紅發熱為度。

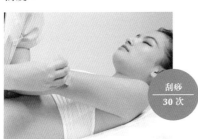

刮痧
30 次

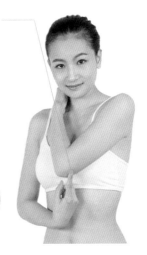

鼻炎

鼻炎是五官科最常見的疾病之一，一般可分為急性鼻炎及變應性鼻炎等。急性鼻炎俗稱「傷風」「感冒」，多為急性呼吸道感染的一個併發症，以鼻塞、流涕、打噴嚏為主要症狀。變應性鼻炎又名過敏性鼻炎，是以鼻黏膜潮濕水腫、黏液腺增生、上皮下嗜痠細胞浸潤為主的一種異常反應。

特效穴位　1. 風府　2. 風池　3. 夾脊
　　　　　　另外再加上刮拭迎香（見029頁）效果會更佳。

風府　清熱散風、通關開竅

定位▶ 在項部，當後髮際正中直上1寸，枕外隆凸直下，兩側斜方肌之間凹陷中。

刮痧▶ 用角刮法刮拭風府穴，由上往下刮拭，力度適中，刮拭至不再出現新痧為止。

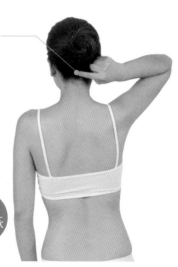

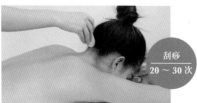

刮痧
20～30次

風池 清洩肺熱、止咳平喘

定位▶ 在項部，當枕骨之下，與風府相平，胸鎖乳突肌與斜方肌上端之間的凹陷處。

刮痧▶ 用刮痧板角部由上向下刮拭風池穴，力度稍重，以出痧為度。

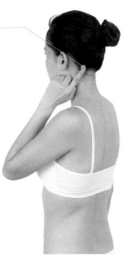

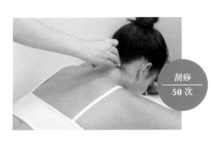

刮痧
50 次

夾脊 清肺熱、平咳喘

定位▶ 在背腰部，當第一胸椎至第五腰椎棘突下兩側，後正中線旁開 0.5 寸，一側 17 穴。

刮痧▶ 用面刮法連續刮拭兩側的夾脊穴，從上往下刮拭，力度適中，以出痧為度。

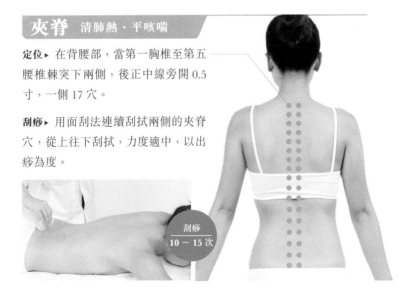

刮痧
10 ～ 15 次

鼻出血

鼻出血是常見的臨床症狀之一，鼻腔黏膜中的微細血管分佈很密，敏感且脆弱，容易破裂而致出血。引起偶爾流鼻血的原因有上火、脾氣暴躁、心情焦慮，或被異物撞擊、人為毆打等。鼻出血也可由鼻腔本身疾病引起，也可能是全身性疾病所誘發。鼻出血的患者平常要多吃水果、蔬菜等容易消化的食物，勿食辛辣刺激食物，做好鼻部保護措施。

特效穴位　1. 啞門　2. 二間　3. 厲兌
另外再加上刮拭合谷（見 031 頁）效果會更佳。

啞門　疏風通絡、開竅醒腦

定位▶ 在項部，當後髮際正中直上 0.5 寸，第一頸椎下。

刮痧▶ 用角刮法刮拭啞門穴，力度輕柔，速度均勻，以皮膚潮紅為度。

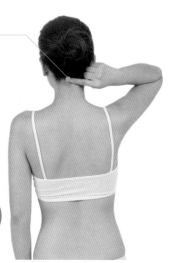

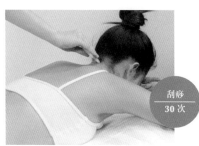

刮痧
30 次

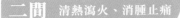

二間 清熱瀉火、消腫止痛

定位▸ 微握拳，在手食指本節（第二掌指關節）前，橈側凹陷處。

刮痧▸ 用刮痧板角部刮拭二間穴，力度由輕漸重，速度均勻。

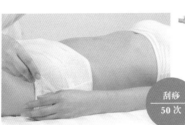

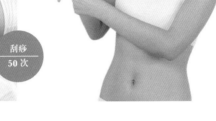

刮痧
50 次

厲兌 清熱瀉火、通經活絡

定位▸ 在足第二趾末節外側，距趾甲角 0.1 寸（指寸）。

刮痧▸ 用刮痧板角部刮拭厲兌穴，力度適中，速度均勻，可不出痧。

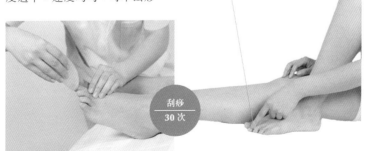

刮痧
30 次

耳鳴耳聾

　　耳鳴耳聾在臨床上常同時並見，而且治療方法大致相同，故合併論述。耳鳴是以耳內鳴響為主要表現。耳聾是以聽力減退或聽覺喪失為主要表現。中醫認為，本病多因暴怒、驚恐、肝膽風火上逆，以致少陽之氣閉阻不通所致，或因外感風邪侵襲，壅竭清竅，或因腎氣虛弱，精血不能上達於耳而成。

特效穴位　1. 聽宮　2. 聽會　3. 角孫
另外再加上刮拭翳風（見 033 頁）效果會更佳。

聽宮　開竅聰耳、通鼻明目

定位▶ 在面部，耳屏前，下頜骨髁狀突的後方，張口時呈凹陷處。

刮痧▶ 用角刮法刮拭聽宮穴，自上而下刮拭，力度適中，以皮膚潮紅發熱為度。

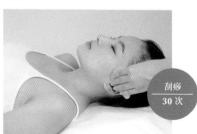

刮痧
30 次

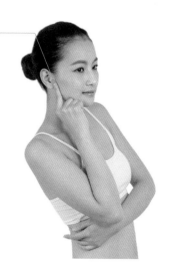

聽會　聰耳開竅、清降寒濁

定位▶ 在面部，當耳屏間切跡的前方，下頜骨髁突的後緣，張口有凹陷處。

刮痧▶ 用角刮法刮拭聽會穴，自上而下刮拭，力度輕柔，刮至皮膚潮紅發熱為度。

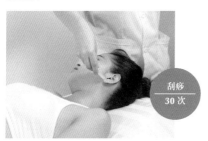

刮痧
30 次

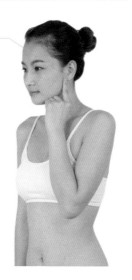

角孫　清熱消腫、散風止痛

定位▶ 在頭部，摺耳郭向前，當耳尖直上入髮際處。

刮痧▶ 用刮痧板角部刮拭角孫穴，從前向後，力度輕柔，速度均勻，不必出痧。

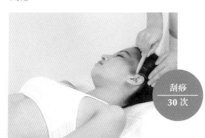

刮痧
30 次

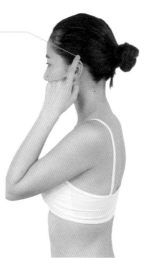

牙痛

牙痛又稱齒痛，是一種常見的口腔科疾病。其主要原因是牙齒本身、牙周組織及頜骨的疾病等引起。臨床主要表現為牙齒疼痛、齲齒、牙齦腫脹、齦肉萎縮、牙齒鬆動、牙齦出血等。遇冷、熱、痠、甜等刺激，則疼痛加重。中醫認為牙痛是由於外感風邪、胃火熾盛、腎虛火旺、蟲蝕牙齒等原因所致。

特效穴位　1.下關　2.頰車　3.合谷
另外再加上刮拭太溪（見151頁）效果會更佳。

下關　清熱疏風、通利關竅

定位▶ 在面部耳前方，當顴弓與下頜切跡所形成的凹陷中。

刮痧▶ 用刮痧板角部刮拭下關穴，力度適中，刮至皮膚發紅為止。

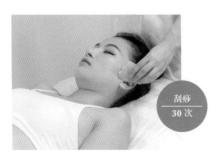

刮痧
30次

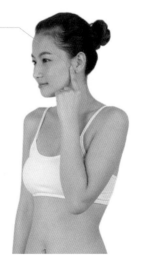

頰車　祛風清熱、開關通絡

定位▸ 在面頰部，下頜角前上方約一橫指（中指），當咀嚼時咬肌隆起，按之凹陷處。

刮痧▸ 用角刮法刮拭頰車穴，由上至下刮拭，以皮膚發熱為度。

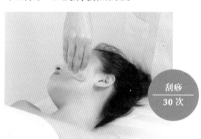

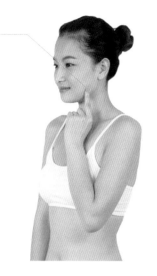

刮痧
30 次

合谷　鎮靜止痛、通經活絡

定位▸ 在手背，第一、二掌骨間，當第二掌骨橈側的中點處。

刮痧▸ 用角刮法重刮合谷穴，速度均勻，以出痧為度。

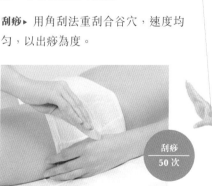

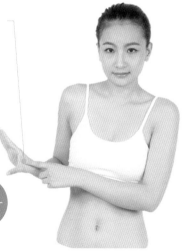

刮痧
50 次

中耳炎

中耳炎可分為非化膿性及化膿性兩大類。化膿性中耳炎以耳內流膿為主要表現，同時還伴有耳內疼痛、胸悶等症狀。化膿性中耳炎有急性和慢性之分。非化膿性者包括分泌性中耳炎、氣壓損傷性中耳炎等。特異性炎症較少見，如結核性中耳炎。中醫認為，此病屬於「膿耳」「聤耳」範疇。

特效穴位 1. 耳門　2. 聽宮　3. 翳風
另外再加上刮拭聽會（見 179 頁）效果會更佳。

耳門 開竅聰耳、洩熱活絡

定位▶ 在面部，當耳屏上切跡的前方，下頜骨髁突後緣，張口有凹陷處。

刮痧▶ 用刮痧板角部刮拭耳門穴，力度適中，刮至皮膚發紅為止。

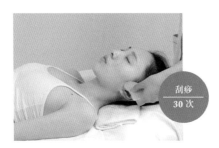

刮痧
30次

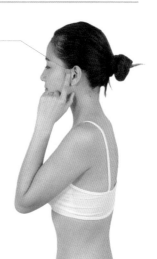

聽宮　開竅聰耳、通鼻明目

定位▶ 在面部，耳屏前，下頜骨髁狀突的後方，張口時呈凹陷處。

刮痧▶ 用角刮法刮拭聽宮穴，自上而下刮拭，力度適中，以皮膚出現潮紅發熱為度。

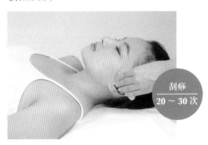

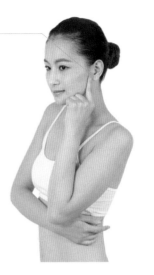

刮痧
20 ～ 30 次

翳風　聰耳通竅、散內洩熱

定位▶ 在耳垂後方，當乳突與下頜角之間的凹陷處。

刮痧▶ 用刮痧板角部刮拭翳風穴，自上而下刮拭，力度輕柔，以皮膚出現紅暈為度，不必出痧。

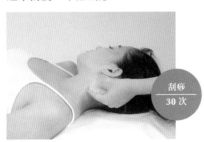

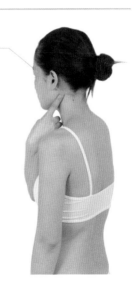

刮痧
30 次

急性扁桃體炎

扁桃體位於扁桃體隱窩內，是人體呼吸道的第一道免疫器官。但它的免疫能力只能達到一定的效果，當吸入的病原微生物數量較多或毒力較強的病原菌時，就會引起相應的症狀，如出現紅腫、疼痛、化膿、高熱畏寒，伴有頭痛、咽痛、發熱等症狀。若治療不及時，會轉為慢性扁桃體炎，嚴重者可引起腎炎等併發症。

特效穴位 1. 天突　2. 曲池　3. 孔最

天突　通利氣道、降痰宣肺

定位▶ 在頸部，當前正中線上，胸骨上窩中央。

刮痧▶ 用刮痧板角部由上向下刮拭天突穴，力度由輕到重，以局部皮膚出現紅暈為度。

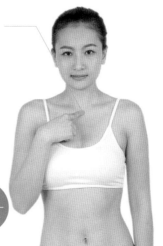

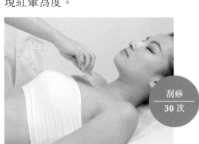

刮痧
30 次

曲池 消炎止痛、祛風解毒

定位▸ 在肘橫紋外側端，屈肘，當尺澤與肱骨外上髁連線中點。

刮痧▸ 用刮痧板角部刮拭曲池穴，力度適中，速度均勻，以皮膚出現紅暈為度。

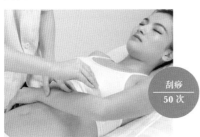

刮痧
50 次

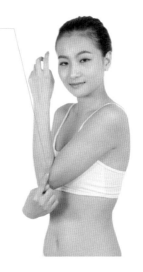

孔最 宣降肺氣、潤肺利咽

定位▸ 在前臂掌面橈側，當尺澤與太淵連線上，腕橫紋上 7 寸。

刮痧▸ 用面刮法刮拭孔最穴，從上往下刮拭，力度由輕漸重，以局部出痧為度。

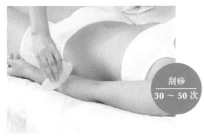

刮痧
30 ～ 50 次

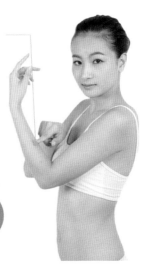

慢性咽炎

慢性咽炎是較常見的症狀，多見於成年人，病程較長，容易復發。臨床主要表現多種多樣，如咽部不適感、異物感、癢感、灼熱感、乾燥感或刺激感，還可有微痛等症狀。本症主要由咽部份泌物及肥大的淋巴濾泡刺激所致，並可有咳嗽、噁心等反應。

特效穴位　1. 人迎　2. 天突　3. 合谷
另外再加上刮拭風池（見045頁）效果會更佳。

人迎　活血通絡、疏導氣血

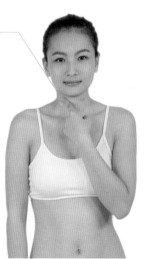

定位▶ 在頸部，結喉旁，當胸鎖乳突肌的前緣，頸總動脈搏動處。

刮痧▶ 用面刮法自上往下輕柔刮拭人迎穴，力度適中，以潮紅出痧為度。

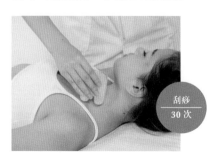

刮痧
30次

天突 理氣、降逆、和胃

定位▶ 在頸部，當前正中線上，胸骨上窩中央。

刮痧▶ 以刮痧板角部為着力點，刮拭頸部天突穴，力度適中，可不出痧。

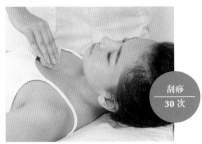

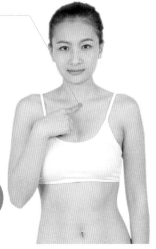

刮痧
30 次

合谷 宣肺平喘、通經活絡

定位▶ 在手背，第一、二掌骨間，當第二掌骨橈側的中點處。

刮痧▶ 用角刮法刮拭合谷穴，力度微微加重，速度均勻，以出痧為度。

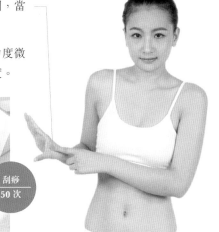

刮痧
50 次

痤瘡

　　痤瘡是皮膚科最常見的病症，又叫青春痘、粉刺、毛囊炎，多發於面部。痤瘡的發生原因較複雜，與多種因素有關，如飲食結構不合理、精神緊張、內臟功能紊亂、生活或工作環境不佳、某些微量元素缺乏、遺傳因素、大便秘結等。但主要誘因是青春期發育成熟，體內雄性激素水平升高，即形成粉刺。

特效穴位　　1. 脾俞　2. 合谷　3. 足三里
另外再加上刮拭三陰交（見 040 頁）、豐隆（見 051 頁）效果會更佳。

脾俞　健脾化濕、調經統血

定位▸ 在背部，當第十一胸椎棘突下，後正中線旁開 1.5 寸。

刮痧▸ 用面刮法刮拭脾俞穴，由上往下刮拭，力度適中，至皮膚發紅出痧為止。

刮痧
2分鐘

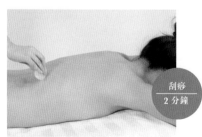

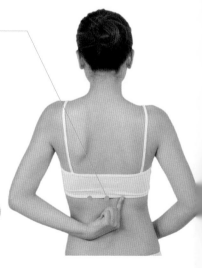

合谷 通經活絡、鎮靜止痛

定位▸ 在手背，第一、二掌骨間，當第二掌骨橈側的中點處。

刮痧▸ 以刮痧板角部為着力點刮拭合谷穴，力度適中，速度均勻，發熱即可，可不出痧。

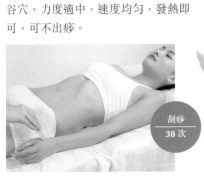
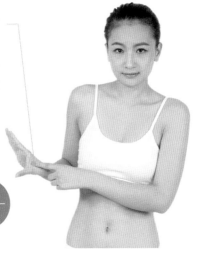

刮痧
30 次

足三里 扶正培元、通經活絡

定位▸ 在小腿前外側，當犢鼻下 3 寸，距脛骨前緣一橫指（中指）。

刮痧▸ 用面刮法從膝蓋刮至外踝尖，中間不宜停頓，重刮足三里穴，以出痧為度。

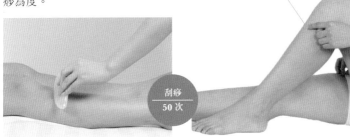

刮痧
50 次

皮膚瘙癢症

　　皮膚瘙癢症是指臨床上無原發損害，且以瘙癢為主的感覺功能異常性皮膚病。瘙癢後的搔抓可導致繼發性皮膚損害，如抓痕、血痂等。依據皮膚瘙癢的範圍或部位，可分為局限性和廣泛性兩類。可發生全身瘙癢，尤以面部、背部和四肢部為多見。全身性瘙癢症多與一些慢性內臟疾病有關，也與局限瘙癢症關係密切。局部不良刺激常是誘發和加重本病的外因。

特效穴位　1. 曲池　2. 手三里　3. 漏谷
　　　　　　另外再加上刮拭膈俞（見037頁）、血海（見043頁）、陰陵泉（見043頁）效果會更佳。

曲池　清熱和營、降逆活絡

定位▶ 在肘橫紋外側端，屈肘，當尺澤與肱骨外上髁連線中點。

刮痧▶ 用刮痧板角部由上向下刮拭曲池穴，力度由輕到重，以皮膚出現潮紅為度。

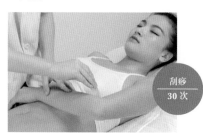

刮痧
30次

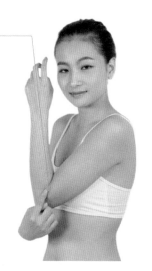

手三里 調氣血、疏經絡

定位▶ 在前臂背面橈側，當陽溪與曲池連線上，肘橫紋下 2 寸。

刮痧▶ 用刮痧板角部刮拭手三里穴，力度適中，速度均勻，局部皮膚稍出痧即可。

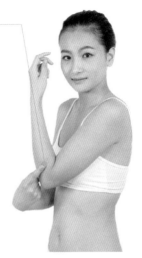

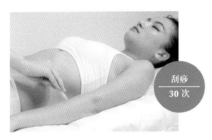

刮痧
30 次

漏谷 健脾、滲濕、利水

定位▶ 在小腿內側，當內踝尖與陰陵泉的連線上，距內踝尖 6 寸，脛骨內側緣後方。

刮痧▶ 用面刮法從上而下連續刮拭漏谷穴，力度微重，以出痧為度。

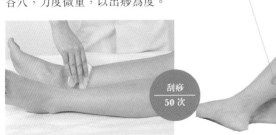

刮痧
50 次

濕疹

濕疹是一種常見的易復發的變態反應性皮膚病。濕疹是多因性疾病，由內因和外因導致，內因如慢性消化系統疾病、精神緊張、失眠、過度疲勞、情緒變化、內分泌失調、新陳代謝障礙等；外因如感染、生活環境改變、氣候變化、飲食不節等。

特效穴位 1.神門　2.足三里　3.三陰交
另外再加上刮拭血海（見043頁）、豐隆（見051頁）效果會更佳。

神門　鎮靜安神、調理氣血

定位▶ 在腕部，腕掌側橫紋尺側端，尺側腕屈肌腱的橈側凹陷處。

刮痧▶ 用刮痧板角部由輕漸重刮拭神門穴，速度均勻，可不出痧。

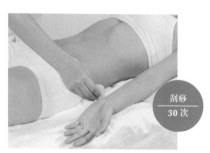

刮痧
30次

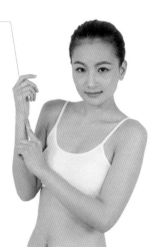

足三里 扶正培元、通經活絡

定位▶ 在小腿前外側，當犢鼻下3寸，
距脛骨前緣一橫指（中指）。

刮痧▶ 用刮痧板從上往下反覆刮拭足
三里穴，以出痧為度。

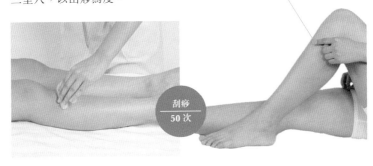

刮痧
50次

三陰交 調補肝腎、行氣活血

定位▶ 在小腿內側，足內踝尖上3寸，
脛骨內側緣後方。

刮痧▶ 用角刮法重刮三陰交穴，由上
至下刮拭，以出痧為度。

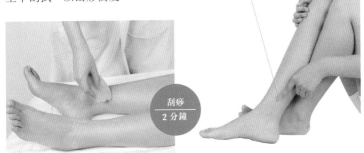

刮痧
2分鐘

凍瘡

凍瘡常見於冬季，氣候寒冷使局部皮膚反覆出現紅斑、腫脹性損害，嚴重者可出現水皰、潰瘍。病程緩慢，氣候轉暖後自癒，但易復發。以兒童、婦女和末梢血液循環不良者多見，這些患者常伴有肢體末端皮膚發涼、肢端發紺、多汗等表現。多於手指、手背、面部、耳郭、足趾、足緣、足跟等處發病。

特效穴位　1. 脾俞　2. 腎俞　3. 命門
另外再加上刮拭內關（見 055 頁）、氣海（見 055 頁）效果會更佳。

脾俞　調補脾腎、利濕升清

定位▶ 在背部，當第十一胸椎棘突下，後正中線旁開 1.5 寸。

刮痧▶ 用面刮法刮拭脾俞穴，由上至下刮拭，以出痧為度。

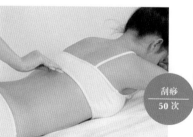

刮痧
50 次

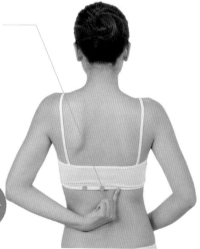

腎俞　調補腎氣、通利腰脊

定位▸ 在腰部，當第二腰椎棘突下，後正中線旁開 1.5 寸。

刮痧▸ 用面刮法刮拭腎俞穴，由上至下刮拭，力度適中，以出痧為度。

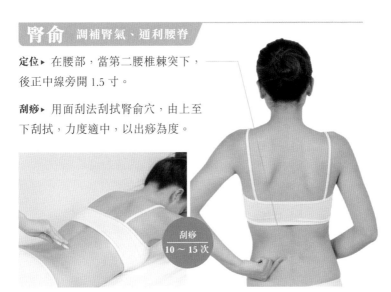

刮痧
10 ～ 15 次

命門　固本培元、強健腰膝

定位▸ 在腰部，當後正中線上，第二腰椎棘突下凹陷中。

刮痧▸ 用面刮法由內向外輕柔刮拭命門穴，以出痧為度。

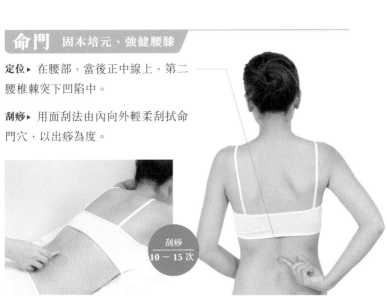

刮痧
10 ～ 15 次

神經性皮炎

神經性皮炎是一種慢性皮膚病，也稱為慢性單純性苔蘚。其致病原因目前尚不十分清楚，一般認為與神經功能紊亂或過敏等有關。本病好發於身體摩擦部位，臨床上以病變局部奇癢，搔抓後呈丘疹狀，日久皮膚形成苔蘚化，皮紋變深，皮膚局部肥厚、乾燥為特徵。

特效穴位　1.合谷　2.陽陵泉　3.足三里
　　　　　　另外再加上刮拭膈俞（見 037 頁）、風池（見 045 頁）效果會更佳。

合谷　鎮靜止痛、通經活絡

定位▸ 在手背，第一、二掌骨間，當第二掌骨橈側的中點處。

刮痧▸ 用角刮法刮拭合谷穴，力度適中，速度均勻，以皮膚表面出現潮紅為度，可不出痧。

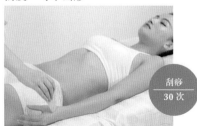

刮痧
30 次

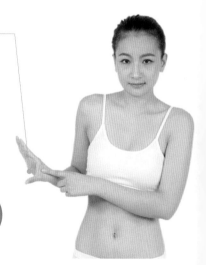

陽陵泉 舒筋活絡、祛濕散熱

定位▸ 在小腿外側，當腓骨頭前下方凹陷處。

刮痧▸ 用面刮法刮拭陽陵泉穴，由上至下刮拭，力度由輕漸重，以皮膚潮紅出痧為度。

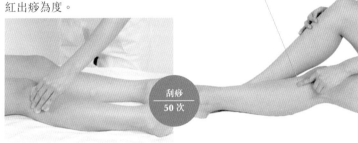

刮痧
50 次

足三里 扶正培元、通經活絡

定位▸ 在小腿前外側，當犢鼻下 3 寸，距脛骨前緣一橫指（中指）。

刮痧▸ 用刮痧板從上往下反覆刮拭足三里穴，以出痧為度。

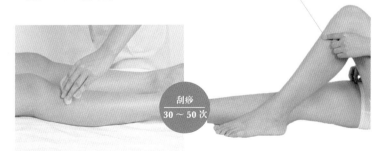

刮痧
30 ～ 50 次

黃褐斑

黃褐斑，又稱「蝴蝶斑」「肝斑」，是有黃褐色色素沉着的皮膚病。內分泌異常是本病發生的原因，與妊娠、月經不調、痛經、失眠、慢性肝病及日曬等有一定的關係。臨床主要表現為顏面中部有對稱性蝴蝶狀的黃褐色斑片，邊緣清楚。中醫學認為，本病由肝氣鬱結、心氣瘀滯或腎陽虛寒等所致。

特效穴位　　1. 氣海　2. 關元　3. 太溪
另外再加上刮拭肝俞（見 062 頁）效果會更佳。

氣海　益氣助陽、調經固經

定位▶ 在下腹部，前正中線上，當臍中下 1.5 寸。

刮痧▶ 用面刮法由上至下、由輕漸重刮拭氣海穴，速度均勻，以皮膚發熱為度。

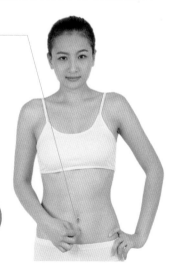

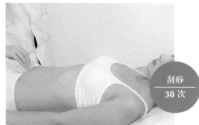

刮痧
30 次

關元　補腎培元、溫陽固脫

定位▶ 在下腹部，前正中線上，當臍中下 3 寸。

刮痧▶ 用刮痧板面側刮拭關元穴，力度適中，速度均勻，以皮膚出現紅暈為度。

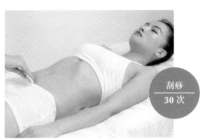

刮痧
30 次

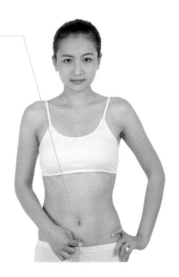

太溪　滋陰補腎、調理衝任

定位▶ 在足內側，內踝後方，當內踝尖與跟腱之間的凹陷處。

刮痧▶ 用刮痧板角部重刮太溪穴，速度均勻，以皮膚出現紅暈、發熱為度，可不出痧。

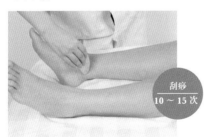

刮痧
10 ～ 15 次

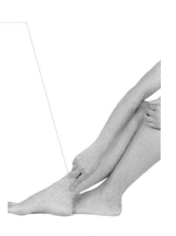

蕁麻疹

蕁麻疹俗稱風疹塊，中醫稱「癮疹」，是一種常見的變態反應性疾病。本病多為突然發病，常因飲食、藥物、腸道寄生蟲、化學因素、精神因素及全身性疾患等引起。輕者以瘙癢為主，疹塊散發出現。重者疹塊大片融合，遍及全身，或伴有噁心、嘔吐、發熱、腹痛、腹瀉或其他全身症狀。

特效穴位 1. 風門　2. 厥陰俞　3. 陰陵泉
另外再加上刮拭血海（見 043 頁）、地機（見 141 頁）效果會更佳。

風門　宣肺解表、益氣固表

定位▸ 在背部，當第二胸椎棘突下，後正中線旁開 1.5 寸。

刮痧▸ 用面刮法刮拭風門穴，由上至下刮拭，力度適中，以皮膚潮紅出痧為度。

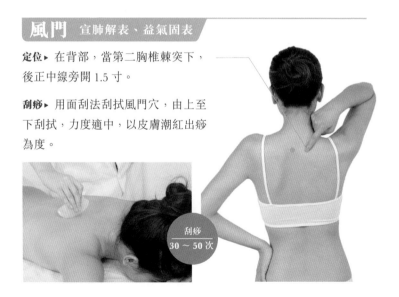

刮痧
30 ～ 50 次

厥陰俞 寬胸理氣、活血止痛

定位▸ 在背部，當第四胸椎棘突下，後正中線旁開 1.5 寸。

刮痧▸ 用面刮法刮拭厥陰俞穴，力度由輕漸重，速度均勻，以皮膚潮紅出痧為度。

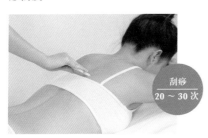

刮痧
20 ～ 30 次

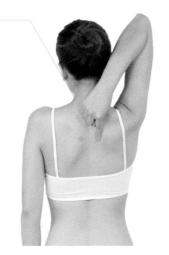

陰陵泉 健脾利水、通利三焦

定位▸ 在小腿內側，當脛骨內側髁後下方凹陷處。

刮痧▸ 用面刮法從上往下、由輕漸重刮拭陰陵泉穴，速度均勻，以潮紅出痧為度。

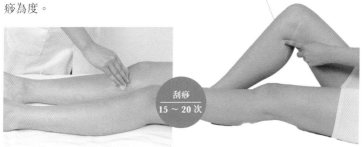

刮痧
15 ～ 20 次

斑禿

斑禿也稱圓形脫髮症，是一種常見的局限性脫髮，常常是突然一夜之間或漸漸地成片的毛髮脫落。脫髮區大小不等，一般多呈圓形、橢圓形或不規則形，數目不定。患處皮膚光亮，無炎症現象，但可見毛孔邊界清楚。中醫認為，本病多因血虛生風，肝腎不足或氣滯血瘀等所致。

特效穴位   1. 陰陵泉   2. 地機   3. 三陰交

另外再加上刮拭百會（見036頁）效果會更佳。

陰陵泉 健脾利水、通利三焦

定位▶ 在小腿內側，當脛骨內側髁後下方凹陷處。

刮痧▶ 用面刮法從上往下、由輕漸重刮拭陰陵泉穴，以出痧為度。

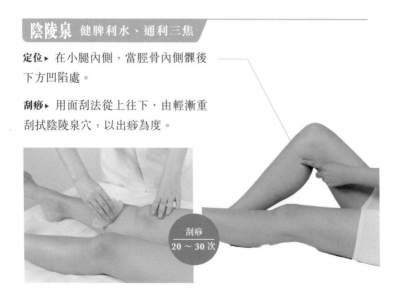

刮痧
20～30次

地機 健脾滲濕、理血行水

定位▶ 在小腿內側，當內踝尖與陰陵泉的連線上，陰陵泉下 3 寸。

刮痧▶ 用面刮法從膝蓋刮至內踝尖，重刮地機穴，以出痧為度。

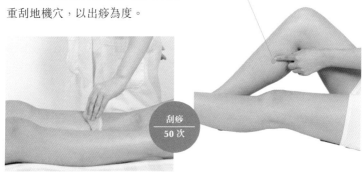

刮痧
50 次

三陰交 調補肝腎、行氣活血

定位▶ 在小腿內側，足內踝尖上 3 寸，脛骨內側緣後方。

刮痧▶ 用角刮法重刮三陰交穴，速度均勻，以出痧為度。

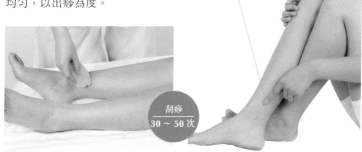

刮痧
30 ～ 50 次

腳氣

腳氣俗稱「香港腳」，是一種常見的感染性皮膚病，主要由真菌感染引起，常見的主要致病菌是紅色毛癬菌。好發於足跖部和趾間，皮膚癬菌感染也可延及足跟及足背。成人中 70%～80% 的人有腳氣，其主要症狀是足跖部和腳趾間瘙癢、脫皮、起皰、真菌傳播等，甚至引起手癬。

特效穴位　1. 伏兔　2. 犢鼻　3. 足三里　4. 血海　5. 豐隆
另外再加上刮拭太溪（見 151 頁）效果會更佳。

伏兔　散寒化濕、疏通經絡

定位▶ 在大腿前面，當髂前上棘與髕底外側端的連線上，髕底上 6 寸。

刮痧▶ 用面刮法刮拭伏兔穴，從上往下刮拭，力度微重，速度均勻，以皮膚潮紅為度。

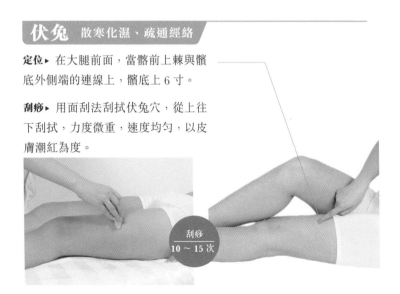

刮痧
10～15 次

犢鼻　通經活絡、疏風散寒

定位▶ 屈膝，在膝部，髕骨與髕韌帶外側凹陷中。

刮痧▶ 用角刮法刮拭犢鼻穴，從上往下刮拭，力度微重，速度均勻，以皮膚潮紅為度。

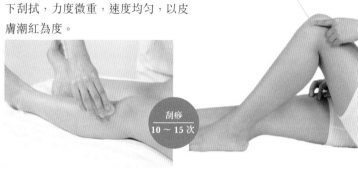

刮痧
10 ～ 15 次

足三里　扶正培元、通經活絡

定位▶ 在小腿前外側，當犢鼻下 3 寸，距脛骨前緣一橫指（中指）。

刮痧▶ 用刮痧板從上往下反覆刮拭足三里穴，力度適中，刮至皮膚出現痧痕為止。

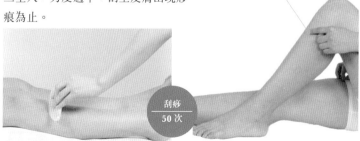

刮痧
50 次

血海　調血、袪風、除濕

定位▶ 屈膝，在大腿內側，髕底內側端上 2 寸，當股四頭肌內側頭的隆起處。

刮痧▶ 用刮痧板由上向下、由輕漸重刮拭血海穴，以出痧為度。

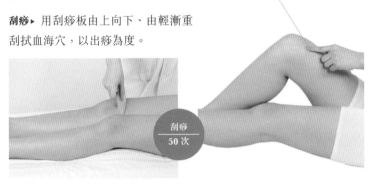

刮痧
50 次

豐隆　和胃氣、化痰濕

定位▶ 在小腿前外側，當外踝尖上 8 寸，條口穴外，距脛骨前緣二橫指（中指）。

刮痧▶ 用面刮法重刮豐隆穴，由上至下刮拭，速度均勻，可不出痧。

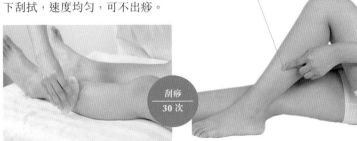

刮痧
30 次

第 3 章

刮痧養生，未病先防

刮痧對人體有活血化瘀、調整陰陽、舒筋通絡、排出毒素等作用，既可預防保健又可治病療疾。治病要治本，尋水要尋源，防治疾病要從日常保健養生做起。本章將圖文分解，清晰地展示 13 種保健養生的刮痧方法。

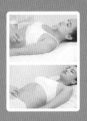

健脾養胃

現代社會工作和生活節奏加快，壓力大，人們飲食不規律，常常暴飲暴食，導致各種胃部疾病的發作，而這些因素也會造成「脾虛」，出現胃脹痛、食慾差、腹瀉、疲倦乏力等症狀。很多人只是注意到了胃部的表現，其實脾胃都要「三分治七分養」。刺激人體穴位可以行氣活血，達到健脾養胃的效果。

特效穴位　1. 中脘　2. 脾俞　3. 胃俞
　　　　　　另外再加上刮拭陰陵泉（見 043 頁）、足三里（見 059 頁）效果會更佳。

中脘　健脾和胃、降逆利水

定位▸ 在上腹部，前正中線上，當臍中上 4 寸。

刮痧▸ 用面刮法由上向下連續刮拭中脘穴，力度由輕漸重，速度均勻，以皮膚出現紅暈為度，可不出痧。

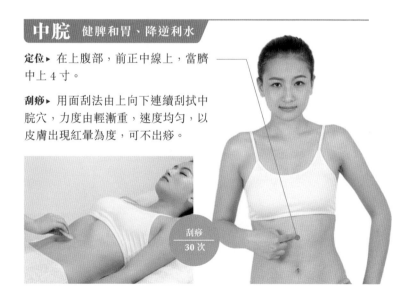

刮痧
30 次

脾俞 健脾和胃、利濕升清

定位▸ 在背部，當第十一胸椎棘突下，後正中線旁開 1.5 寸。

刮痧▸ 用面刮法刮拭脾俞穴，由上至下刮拭，力度由輕漸重，刮至皮膚發紅出痧為止。

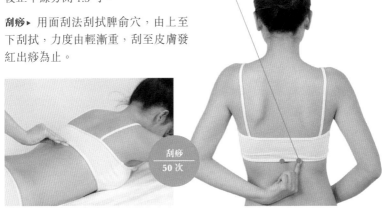

刮痧
50 次

胃俞 和胃調中、祛濕消積

定位▸ 在背部，當第十二胸椎棘突下，後正中線旁開 1.5 寸。

刮痧▸ 用面刮法刮拭胃俞穴，由上至下刮拭，力度適中，刮至皮膚發紅出痧為止。

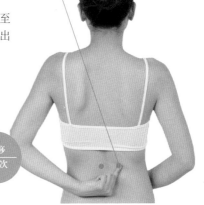

刮痧
50 次

養心安神

心煩意亂，睡眠表淺，稍有動靜就會驚醒，皆是焦慮性失眠症的常見症狀，也是亞健康的表現。焦慮、睡眠質量差以及精神恍惚等都與人的心態有着密切的聯繫，對工作和生活都會產生很嚴重的影響。研究表明：刺激人體某些穴位可以疏肝解鬱，能達到安神的效果，有助於睡眠，也可以幫助保障自己的身體健康。

特效穴位　1.安眠　2.肝俞　3.湧泉

安眠　鎮靜安眠、養心安神

定位▶ 在耳垂後的凹陷與枕骨下的凹陷連線的中點處。

刮痧▶ 用角刮法刮拭安眠穴，力度略重，速度均勻，以皮膚潮紅發熱、出痧為度。

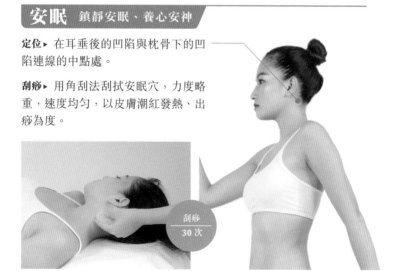

刮痧
30次

肝俞 健脾養心、疏肝解鬱

定位▸ 在背部，當第九胸椎棘突下，後正中線旁開 1.5 寸。

刮痧▸ 用面刮法刮拭肝俞穴，由上至下刮拭，力度由輕漸重，以皮膚潮紅、出痧為度。

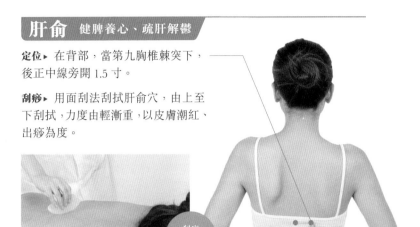

刮痧
50 次

湧泉 洩熱寧神、蘇厥開竅

定位▸ 在足底部，蜷足時足前部凹陷處，約當足底二、三趾趾縫紋頭端與足跟連線的前 1/3 與後 2/3 交點上。

刮痧▸ 用角刮法刮拭湧泉穴，力度適中，速度均勻，可不出痧。

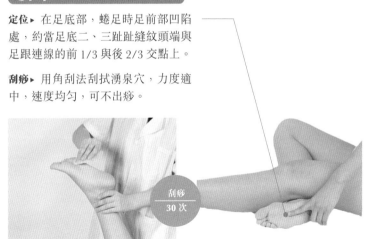

刮痧
30 次

疏肝解鬱

　　現代年輕人常用鬱悶、糾結來形容心情壓抑、憂鬱和各種不良的精神狀態。抑鬱多因七情所傷，導致肝氣鬱結而成。肝是人體的將軍之官，它調節血液，指揮新陳代謝，承擔着解毒和廢物排洩的任務，同時保證人體血氣通暢。研究表明：刺激人體穴位可以疏肝解鬱、養肝明目，還可以緩解肝區疼痛，起到更好的養肝、護肝效果。

特效穴位　1.膻中　2.期門　3.日月
另外再加上刮拭陽陵泉（見051頁）、曲泉（見085頁）效果會更佳。

膻中　利上焦、寬胸膈

定位▸ 在胸部，當前正中線上，平第四肋間，兩乳頭連線的中點。

刮痧▸ 用刮痧板角部從上往下刮拭膻中穴，力度不宜太重，速度均勻，以出痧為度。

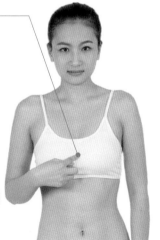

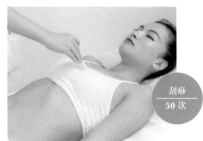

刮痧
50次

期門　疏肝健脾、理氣活血

定位▸ 在胸部，當乳頭直下，第六肋間隙，前正中線旁開 4 寸。

刮痧▸ 用平刮法刮拭期門穴，由內向外刮拭，力度輕柔，速度均勻，可不出痧。

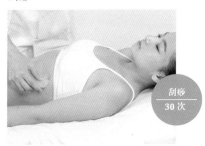

刮痧
30 次

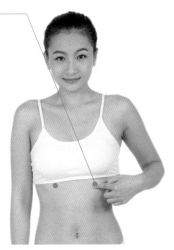

日月　疏肝利膽、化濕和中

定位▸ 在上腹部，當乳頭直下，第七肋間隙，前正中線旁開 4 寸。

刮痧▸ 用面刮法刮拭日月穴，由上至下刮拭，力度適中，速度均勻，可不出痧。

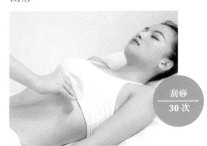

刮痧
30 次

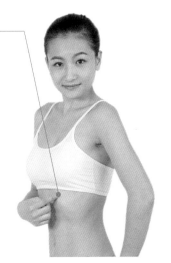

宣肺理氣

肺部不適是目前臨床上比較常見的表現之一，是外感或內傷造成肺臟功能失調和病理變化的表現，常伴有咳嗽、流涕、氣喘等。平時可以到空氣新鮮的地方鍛煉，做做深呼吸。研究表明：刺激人體穴位可以滋陰潤肺、開瘀通竅、調理肺氣，在緩解肺部不適方面有很好的效果。

特效穴位　1.膻中　2.肺俞　3.中府
另外再加上刮拭列缺（見 031 頁）效果會更佳。

膻中　利上焦、寬胸膈

定位▶ 在胸部，當前正中線上，平第四肋間，兩乳頭連線的中點。

刮痧▶ 用刮痧板角部從上往下刮拭膻中穴，力度不宜太重，速度均勻，以出痧為度。

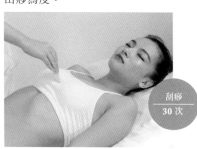

刮痧
30 次

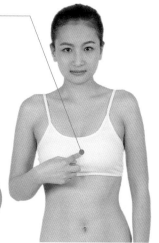

肺俞　清熱解表、宣降肺氣

定位▸ 在背部，當第三胸椎棘突下，後正中線旁開 1.5 寸。

刮痧▸ 用面刮法自上而下、由輕漸重刮拭肺俞穴，速度均勻，以皮膚潮紅出痧為度。

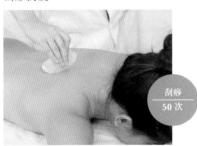

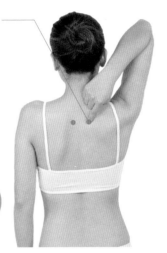

刮痧
50 次

中府　祛風通絡、理氣止痛

定位▸ 在胸前壁的外上方，雲門下 1 寸，平第一肋間隙，距前正中線 6 寸。

刮痧▸ 用刮痧板從外向內反覆刮拭中府穴，力度適中，直至皮膚出現痧痕為止。

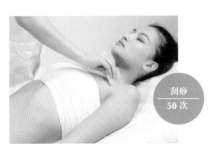

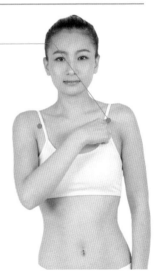

刮痧
50 次

補腎強腰

　　從古至今，似乎補腎僅僅是男性的專利，殊不知，夜尿頻多、失眠多夢、腰腿痠軟、脫髮、卵巢早衰、月經不調等症狀在現代女性當中也是較為多見的。女性行經、孕育、生產、哺乳，這些都很消耗精氣神。研究表明：刺激人體穴位可以疏通經絡，調理人體內部的精氣神，補充腎氣。「腎氣足」，則「百病除」。

特效穴位　1.關元　2.腎俞　3.命門
另外再加上刮拭太溪（見 151 頁）、委中（見153 頁）效果會更佳。

關元　補腎培元、調理沖任

定位▶ 在下腹部，前正中線上，當臍中下 3 寸。

刮痧▶ 用面刮法刮拭關元穴，由上至下刮拭，力度適中，以皮膚出現紅暈為度。

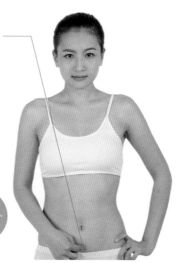

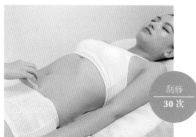

刮痧
30 次

腎俞　調補腎氣、強健腰脊

定位▶ 在腰部，當第二腰椎棘突下，後正中線旁開 1.5 寸。

刮痧▶ 用角刮法刮拭腎俞穴，由內向外刮拭，力度由輕漸重，速度均勻，以出痧為度。

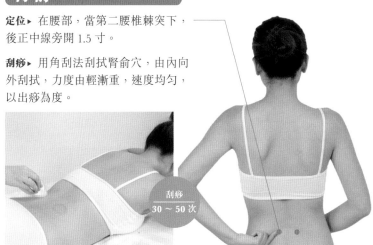

刮痧
30 ～ 50 次

命門　固本培元、強健腰膝

定位▶ 在腰部，當後正中線上，第二腰椎棘突下凹陷中。

刮痧▶ 用面刮法刮拭命門穴，由內向外刮拭，力度適中，至出現痧斑、痧痕為止。

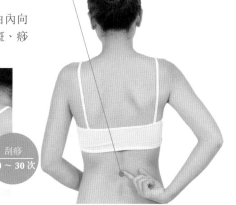

刮痧
20 ～ 30 次

益氣養血

　　氣血對人體最重要的作用就是滋養。氣血充足，則人面色紅潤，肌膚飽滿豐盈，毛髮潤滑有光澤，精神飽滿，感覺靈敏。若氣血不足，皮膚容易粗糙、發暗、發黃、長斑等。研究表明：刺激人體某些穴位可以疏導經絡，利於機體內氣血的運行，可以互相輔助臟腑的功能，達到益氣養血的效果。

特效穴位　1. 心俞　2. 腎俞　3. 列缺
另外再加上刮拭三陰交（見 040 頁）效果會更佳。

心俞　益氣養血、養心安神

定位▶ 在背部，當第五胸椎棘突下，後正中線旁開 1.5 寸。

刮痧▶ 用角刮法刮拭心俞穴，力度由輕漸重，速度均勻，刮至皮膚潮紅、出痧為止。

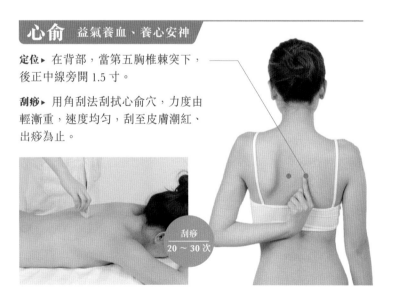

刮痧
20 ～ 30 次

腎俞　調補腎氣、強健腰脊

定位▶ 在腰部，當第二腰椎棘突下，後正中線旁開 1.5 寸。

刮痧▶ 用角刮法刮拭腎俞穴，由內向外刮拭，力度適中，以皮膚潮紅出痧為度。

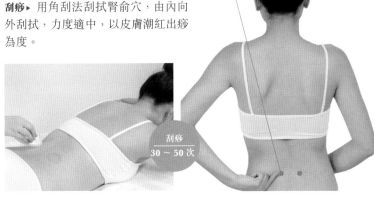

刮痧
30 ～ 50 次

列缺　宣肺解表、通經活絡

定位▶ 在前臂橈側緣，橈骨莖突上方，腕橫紋上 1.5 寸。當肱橈肌與拇長展肌腱之間。

刮痧▶ 用角刮法從上到下連續刮拭列缺穴，力度適中，以出痧為度。

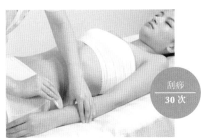

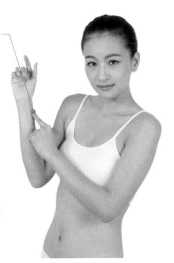

刮痧
30 次

排毒通便

近年來，患便秘的中青年人數量呈明顯上升趨勢。工作壓力大，心理上過度緊張，加上缺乏身體鍛煉，活動量小，都是導致便秘的主要原因。便秘會導致毒素在體內堆積，影響身體健康。研究表明：刺激人體某些穴位可以調理腸胃、消食化滯、行氣活血、舒筋活絡，對防治便秘及改善習慣性便秘有良好的效果。

特效穴位　1. 天樞　2. 腎俞　3. 次髎
另外再加上刮拭中脘（見 057 頁）、足三里（見 059 頁）效果會更佳。

天樞　疏調腸腑、理氣化滯

定位▶ 在腹中部，橫平臍中，前正中線旁開 2 寸。

刮痧▶ 用角刮法由上至下、由輕漸重刮拭天樞穴，以皮膚發熱為度。

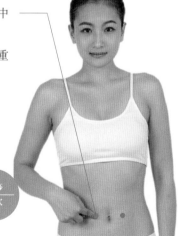

刮痧
30 次

腎俞　調補腎氣、通利腰脊

定位▸ 在腰部，當第二腰椎棘突下，後正中線旁開 1.5 寸。

刮痧▸ 用面刮法刮拭腎俞穴，由上至下刮拭，力度適中，以皮膚潮紅出痧為度。

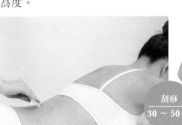

刮痧
30 ～ 50 次

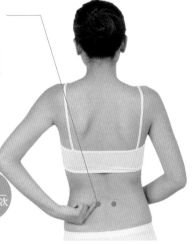

次髎　補益下焦、強腰利濕

定位▸ 在骶部，當髂後上棘內下方，適對第二骶後孔處。

刮痧▸ 用面刮法刮拭次髎穴，由上至下刮拭，力度適中，以皮膚潮紅出痧為度。

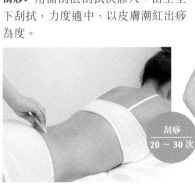

刮痧
20 ～ 30 次

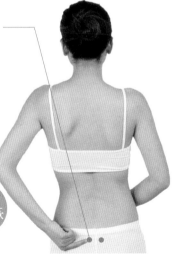

消除疲勞

　　由於現代社會生活節奏快，造成身體疲勞的原因也較為複雜。一般將疲勞分為以下幾種：體力疲勞、腦力疲勞、病理疲勞、精神疲勞。人經常疲勞主要是因為身體營養不均衡，免疫力低下所致。研究表明：刺激人體某些穴位可以通調氣血，煥發身體活力，促進機體的修復功能，達到消除疲勞的作用。

特效穴位　1. 印堂　2. 百會　3. 太陽
另外再加上刮拭大椎（見 017 頁）、風池（見 045 頁）效果會更佳。

印堂　清頭明目、寧心安神

定位▶ 在額部，當兩眉頭之中間。

刮痧▶ 用刮痧板角部刮拭印堂穴，手法連貫，力度適中，速度均勻，以局部皮膚發熱即可，可不出痧。

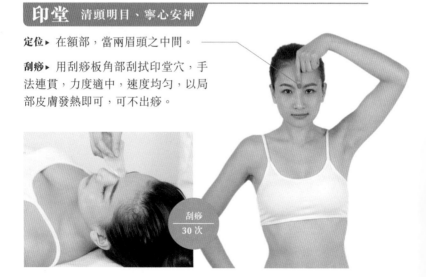

刮痧
30 次

百會 提神醒腦、升陽固脫

定位▶ 在頭部，前髮際正中直上 5 寸，或兩耳尖連線的中點處。

刮痧▶ 用面刮法自百會穴向四周呈放射性刮拭，手法連貫，力度適中，速度均勻，以皮膚發熱為度。

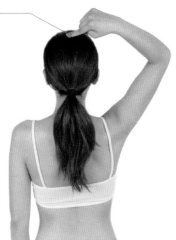

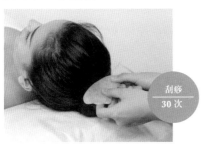

刮痧
30 次

太陽 解除疲勞、醒腦安神

定位▶ 在顳部，當眉梢與目外眥之間，向後約一橫指的凹陷處。

刮痧▶ 用刮痧板厚邊稜角面側刮拭太陽穴，手法連貫，速度均勻，以皮膚發熱為度。

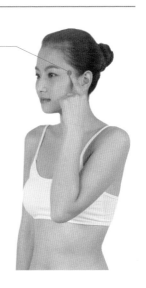

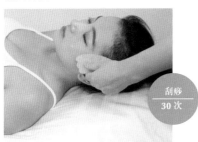

刮痧
30 次

強身健體

　　人一旦過了 60 歲就感覺身體不中用了，人的免疫功能開始衰減，這時機體就會出現或多或少的問題。人吃五穀雜糧，沒有不生病的，而疾病和損傷的確是影響健康和長壽的重要因素。研究表明：刺激人體某些穴位則可以調和臟腑，使氣血宣通暢達，有效預防和治療各種疾病，達到強身健體的效果。

特效穴位　　1. 膻中　　2. 中庭　　3. 大椎
另外再加上刮拭心俞（見 041 頁）效果會更佳。

膻中　利上焦、寬胸膈

定位▶ 在胸部，當前正中線上，平第四肋間，兩乳頭連線的中點。

刮痧▶ 用刮痧板角部來回旋轉刮拭膻中穴，手法連貫，速度均勻，以微出痧為度。

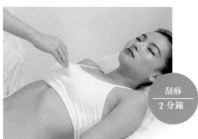

刮痧
2 分鐘

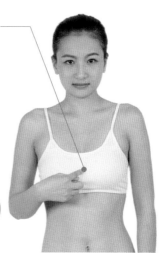

中庭　寬胸理氣、和胃降逆

定位▶ 在胸部，當前正中線上，平第五肋間，即胸劍結合部。

刮痧▶ 用刮痧板角部從上到下刮拭中庭穴，手法連貫，力度略輕，速度均勻，以皮膚出現紅暈為度。

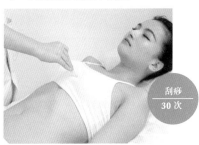

刮痧
30 次

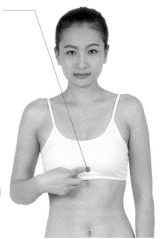

大椎　解表通陽、補虛寧神

定位▶ 在後正中線上，第七頸椎棘突下凹陷中。

刮痧▶ 用面刮法刮拭大椎穴，由上至下刮拭，力度適中，至皮膚出現紅色或紫色痧痕為止。

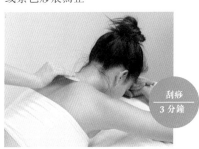

刮痧
3 分鐘

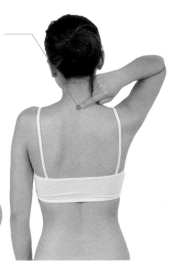

美容養顏

愛美是女人的天性，好氣色能為女人增添不少光彩。我們常誇人「面帶紅光」，這便是一種氣色充盈的外在表現。但是女人過了黃金年齡後，容顏極易衰老，氣色也極易變差。研究表明：刺激人體某些穴位可以調節相應的臟腑，使氣血宣通暢達，改善皮膚微循環，特別是對改善暗瘡、色斑、黑眼圈等皮膚病具有良好的效果。

特效穴位 1. 下關 2. 太陽 3. 聽宮
另外再加上刮拭迎香（見 029 頁）效果會更佳。

下關 疏散風邪、通關利竅

定位▶ 在面部耳前方，當顴弓與下頜切跡所形成的凹陷中。

刮痧▶ 用角刮法刮拭下關穴，力度由輕漸重，手法連貫，刮至皮膚發紅即可，可不出痧。

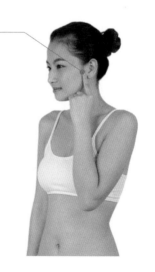

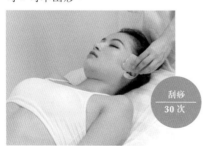

刮痧
30 次

太陽　清肝明目、通經活絡

定位▶ 在顳部，當眉梢與目外眥之間，向後約一橫指的凹陷處。

刮痧▶ 用刮痧板角部刮拭太陽穴，手法連貫，力度適中，以潮紅發熱為度，可不出痧。

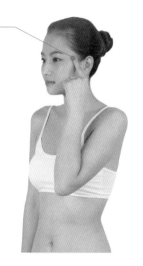

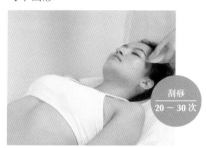

刮痧
20～30次

聽宮　聰耳開竅、通鼻明目

定位▶ 在面部，耳屏前，下頜骨髁狀突的後方，張口時呈凹陷處。

刮痧▶ 用角刮法刮拭聽宮穴，自上而下刮拭，力度適中，以皮膚潮紅發熱為度。

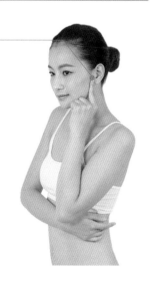

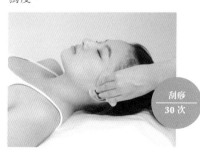

刮痧
30次

瘦身降脂

　　由於現在物質生活的極大豐富和生活條件的極為優越，使得現代人身體裏面的能量攝入與能量消耗，形成了嚴重的不平衡——「入」常常大於「出」，這也是導致很多人發胖的根本原因。研究表明：刺激人體某些穴位可以舒經活絡，加速體內脂肪的燃燒，促進新陳代謝，從而達到瘦身降脂的目的。

特效穴位　1. 膻中　2. 中脘　3. 天樞
另外再加上刮拭三陰交（見 040 頁）、豐隆（見 051 頁）效果更佳。

膻中　理氣寬胸

定位▶ 在胸部，當前正中線上，平第四肋間，兩乳頭連線的中點。

刮痧▶ 用刮痧板角部刮拭膻中穴，力度適中，可不出痧。

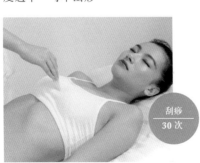

刮痧
30 次

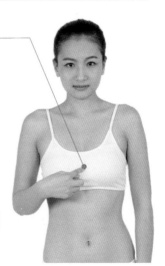

中脘　理氣寬中、調理腸胃

定位▶ 在上腹部，前正中線上，當臍中上 4 寸。

刮痧▶ 用面刮法從上往下、由輕漸重刮拭中脘穴，以皮膚出現紅暈為度。

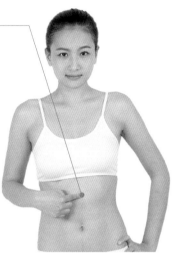

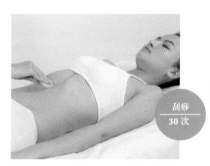

刮痧
30 次

天樞　通利水道、燥化脾濕

定位▶ 在腹中部，橫平臍中，距前正中線 2 寸。

刮痧▶ 用刮痧板角部刮拭天樞穴，力度略輕，手法連貫，以出痧為度。

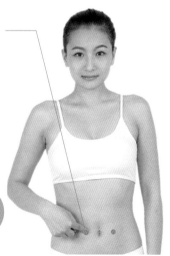

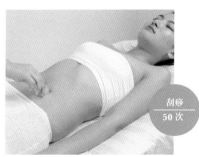

刮痧
50 次

調經止帶

每個月有那麼幾天，是女性頗為煩惱的日子。有規律、無疼痛地度過了還算好，如果碰到不按規律「辦事」的時候，的確夠女性朋友們煩的。尤其出現月經不調、白帶增多、有異味等現象時，女性朋友應及時到醫院檢查身體。研究表明：刺激人體某些穴位可以行氣活血，有效地改善女性痛經、帶下病等病症。

特效穴位　1. 氣海　2. 脾俞　3. 腎俞
另外再加上刮拭三陰交（見 040 頁）、血海（見 043 頁）、足三里（見 059 頁）效果更佳。

氣海 培補元氣、益腎固精

定位▶ 在下腹部，前正中線上，當臍中下 1.5 寸。

刮痧▶ 以刮痧板角部為着力點刮拭氣海穴，力度適中，以皮膚發熱為度。

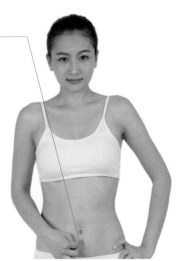

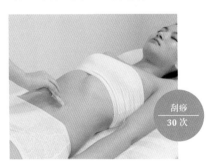

刮痧
30 次

脾俞　健脾和胃、利濕升清

定位▶ 在背部，當第十一胸椎棘突下，後正中線旁開 1.5 寸。

刮痧▶ 用面刮法刮拭脾俞穴，由上至下刮拭，以出痧為度。

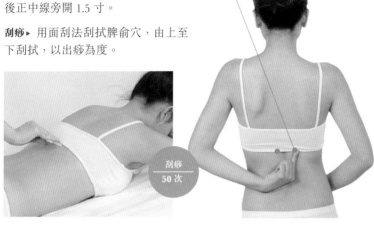

刮痧
50 次

腎俞　調補腎氣、通利腰脊

定位▶ 在腰部，當第二腰椎棘突下，後正中線旁開 1.5 寸。

刮痧▶ 用刮痧板從上到下、由輕漸重刮拭腎俞穴，以出痧為度。

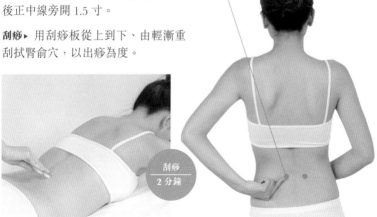

刮痧
2 分鐘

延年益壽

　　壽命長短與多種因素有關，良好的行為和生活方式對人的壽命的影響遠比基因、遺傳要大得多。心態良好，適當參加運動，堅持合理健康的飲食方式，都可以幫助我們強身健體、延年益壽。研究表明：刺激人體某些穴位可以舒經活絡，利於氣血的運行，促進人體的新陳代謝，增強臟腑功能，達到延年益壽的效果。

特效穴位　1. 百會　2. 風池　3. 大椎　4. 中脘　5. 氣海
另外再加上刮拭膻中（見 212 頁）效果會更佳。

百會　提神醒腦、升陽固脫

定位▸ 在頭部，前髮際正中直上 5 寸，或兩耳尖連線的中點處。

刮痧▸ 用刮痧板自百會穴向四周呈放射性刮拭，力度適中，以頭部皮膚發熱為度。

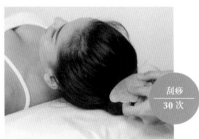

刮痧
30 次

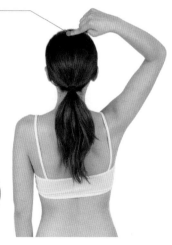

風池 平肝熄風、祛風解毒

定位▶ 在項部，當枕骨之下，與風府相平，胸鎖乳突肌與斜方肌上端之間的凹陷處。

刮痧▶ 用角刮法刮拭風池穴，反覆刮拭，以出痧為度。

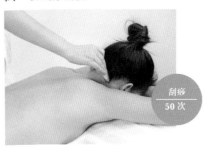

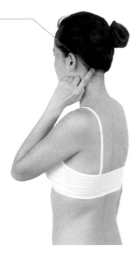

刮痧
50 次

大椎 解表通陽、補虛寧神

定位▶ 在後正中線上，第七頸椎棘突下凹陷中。

刮痧▶ 用點按法刮拭大椎穴，由上至下刮拭，力度適中，至皮膚出現紅色或紫色痧痕為止。

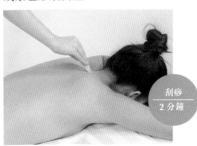

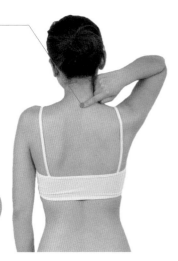

刮痧
2 分鐘

中脘　理氣寬中、調理腸胃

定位▶ 在上腹部，前正中線上，當臍中上 4 寸。

刮痧▶ 用面刮法由上至下對中脘穴進行刮拭，力度適中，以皮膚出現紅暈為度。

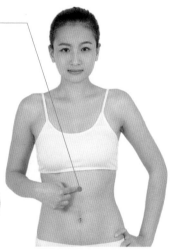

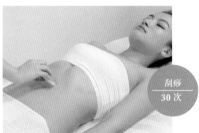

刮痧
30 次

氣海　益氣助陽、調經固經

定位▶ 在下腹部，前正中線上，當臍中下 1.5 寸。

刮痧▶ 用角刮法刮拭腹部氣海穴，由上至下刮拭，力度微重，速度均勻，以潮紅發熱為度。

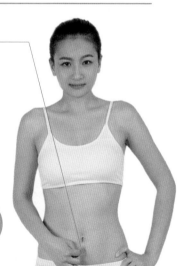

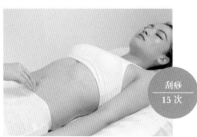

刮痧
15 次